# 接着
ここが知りたい

歯科技工士編

日本接着歯学会　編

財団法人　口腔保健協会

はじめに

　歯科界に接着歯学が誕生して，約30年になる．しかしながら依然として，接着歯学という体系化された教育は提供されていないのが現状である．歯科医学の各分野における接着に関連した内容が，それぞれの専門科目でとりあげられているのみである．歯の硬組織の欠損に対する修復は，再生医療というよりむしろ再建医学というべきものであるが，再生医療，再建医療のいずれにおいても，生体組織との接合状態はきわめて重要である．歯の硬組織の再建においてかつては接合という概念ではなく，単に嵌合（はめこむ）という概念しかなかった．歯科用の接着材の開発により，まさに再建というべき歯科治療が可能になったといえる．

　接着歯学は，従来の治療法の中で一部の材料が接着性材料に置き換わっただけのものだけでなく，接着材料の特性を活用して創造された従来にない新しい治療法が多い．特に従来にない新しい治療法として初期に登場したのは，矯正治療におけるダイレクトボンディング法，支台歯形成不要の接着ブリッジ，保持形態不要のコンポジットレジン修復があげられる．いずれもそれまでの歯科治療の常識を覆すものであった．何よりも患者さんにとって，また歯の保存にとって大きなメリットのある方法であった．

　以来，さまざまな新しい試みがなされ，また材料の改良，開発も絶え間なく続けられ，今や接着歯学は，歯科医療のほとんどの分野で日常的に行われている．生体組織と生体材料との接合部分が機械的に強化され，生物学的な親和性も向上した結果，接着歯学は単なる再建技術ではなく，生体組織を保護するものとして理解されるようになってきた．さらに再生医療にも活用できる可能性もでてきている．歯科技工，口腔衛生の分野においても，今や接着歯学の理解なしには成立しないといえる．これらの最新情報を自らの力として，臨床の場でおおいに活用していただきたい．

　歯科医療現場で直面する問題点の解決に際しても，歯科技工士，歯科衛生士も歯科医師と同じ立場であり，それぞれの視点から対応を考えることで，新しい創造につなげることが可能になるはずである．そのためには，接着歯学の現状を正しく理解し認識することが基本となる．本書により接着歯学を学んだ人々には，従来の原理原則にとらわれずに，新しい治療法や臨床技法を創造する力を養い，歯科医療の発展に貢献していただくことを切望している．

　本書の企画から執筆にかかわってこられた方々に，深甚なる敬意と謝意を表する．

平成20年1月

日本接着歯学会　会長　田　上　順　次

目次

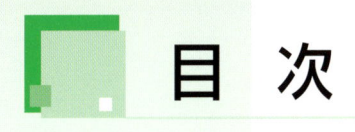

はじめに

1章 基礎編
1 歯科医療における接着の基礎 ... 1

2章 臨床系
1 臨床解説 ... 13

3章 保存系
1 ミニマルインターベンション(MI)とは？ ... 20
2 どんなボンディングシステムがあるの？—セルフエッチングプライマーを中心に— ... 26
3 コンポジットレジン修復の接着手技と器材を理解しよう ... 33
4 コンポジットレジンインレーの術式,接着操作を理解しよう—レジンコーティング法 ... 41
5 二次う蝕と補修　—パッチ修復って何？— ... 48
6 歯髄は極力保存しよう—歯髄保護対策 ... 51
7 無髄歯の修復—直接レジンコア ... 54

4章 補綴系
1 間接法：レジン築造・メタル築造 ... 57
2 メタルクラウン,陶材焼付鋳造冠,接着性ブリッジ,硬質レジン前装冠 ... 65
3 メタルフリー修復：オールセラミッククラウン・ブリッジ ... 73
4 メタルフリー修復：ラミネートベニアクラウン ... 83
5 高密度フィラー配合ハイブリッド型コンポジットレジン(ハイブリッドセラミック)クラウンとファイバーブリッジの接着技法 ... 90
6 IMPLANT・アバットメントデザインと外せる接着法 ... 97
7 人工歯との接着 ... 101
8 メタルフレームとの接着 ... 104
9 リライニング・その他の修理 ... 107
10 歯冠補綴物の修理 ... 110

5章 その他
1 象牙質知覚過敏症 ... 113
2 シーラントによるう蝕予防 ... 118
3 ブラケットの接着 ... 120
4 動揺歯の固定 ... 122

索引 ... 125
執筆者一覧
あとがき
奥付

1章　基礎編

1. 歯科医療における接着の基礎

1　接着がもたらすもの

　歯科医療は，口腔顎顔面領域における疾病の予防から機能不全の回復に至るまで実に広範であるが，この際にさまざまな材料の駆使と接着技法[1]が重要となる．すなわち，図1-1の（a）はコンポジットレジンを用いての成形修復，（b）はう蝕予防のための小窩裂溝封鎖（フィッシャーシーラント），（c）（d）（e）はそれぞれインレー，クラウン，ブリッジによる修復，（f）支台築造，（g）インプラント治療，（h）は，矯正治療装置の固定，（i）（j）は部分床義歯および総義歯であるが，いずれの治療においても接着が必要となる．

　歯科医療における接着は，歯と人工物の分子レベルでの一体化，接合界面の応力分散，異種材料の接合，最小限の侵襲による治療（Minimal Intervention）による歯の延命および疾病の予防などさまざまな効果をもたらす．

2　接着の歴史

　表1-1は，歯科用接着関連の材料および技法の年譜であるが，今日の接着歯学の発展に多大な貢献となっている[2]．すなわち，Buonocoreによるエナメル質被着面のエッチング処理法，Smithのポリカルボキシレートセメント，増原らのMMA-TBB系レジン，WilsonとKentによるグラスアイオノマーセメントの開発，クラレ社[3]のリン酸エ

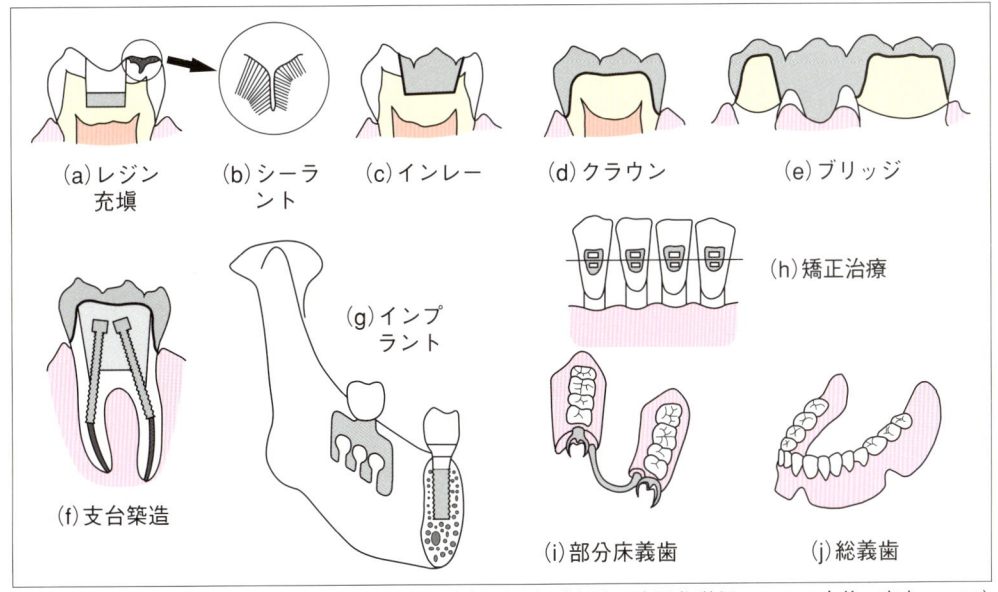

図1-1　歯科医療に用いられている各種修復物と接着技法の関係
（鈴木一臣（日本化学会編）：化学便覧，応用化学編，1479，丸善，東京，2003）

ステル含有ボンディング材，サンメディカル社の MMA-4META/TBB-0 接着材，Nakabayashi[4]による樹脂含浸層の発見があり，さらに内外のメーカーおよび多数の研究者によって新しい接着材料や接着技法が提唱されてきた．

3 接着の基本

接着（adhesion）は，2つの被着体（adherend）が接着材（adhesive）となる第3物質を介して互いに接合する現象である．したがって，本項では接着の基本をなす接着機構，接着材および被着体について解説する．

表 1-1　歯科用接着材および関連技法の開発年譜

（西暦）	
1878	リン酸亜鉛セメント
1890	酸化亜鉛ユージノールセメント
1955	エナメル質リン酸エッチング法
1958	EBA セメント
1967	カルボキシレートセメント
1969	MMA-TBB 系レジン
1971	グラスアイオノマーセメント
1976	リン酸エステル含有（Phenyl-P）ボンディング材
1981	MMA-4META/TBB-0 系接着材
1982	樹脂含浸層の提唱
1984	リン酸エステル（MDP）含有ボンディング材

1 接着強さの発現機構

接着強さは，被着体と接着材の界面および界面層においてさまざまな結合力が複雑に関係しあって発現[5]している．すなわち，ファンデルワールス力，水素結合力，化学結合力および機械的嵌合力などである．

なお，接着強さ（adhesive strength, bond strength）と接着力（adhesive force）を混同して呼んでいる場合[6]があるが，前者は被着体と接着材からなる接着系の破壊に必要な力のことで，後者は被着体と接着材との界面結合力のことである．したがって，接着強さには接着界面での結合力の他に接着材や被着体自体の強さ，試料の形状および測定環境や条件などの要素が含まれている．

1）分子間結合

分子間結合には，接着材と被着体との界面で分子と分子が近づくことによって分子間力が発生するファンデルワールス力や，2つの原子間に水素原子が介在して結合する水素結合がある．水素結合はファンデルワールス力に比較して強い分子間力を示す．

また，化学結合（一次結合）としてイオン結合，共有結合，金属結合および配位結合があり，大きな結合エネルギーを有している．この化学結合が被着体と接着材の間で成立することは極めて少ない．しかし，歯科領域での接着をみた場合，シリカガラス表面の水酸基とシランカップリング剤のメトキシ基とが縮合反応するシロキサン結合や，アパタイトと接着性化合物のカルボキシル基が反応してカルボン酸塩を生成することなどが確認[7〜9]されている．したがって，これらの現象から，接着において局所的には一次結合が成立している場合も考えられる．

2 機械的嵌合力

機械的嵌合力とは，図 1-2 に示すように，被着面の凹部や微細構造部に接着材が侵入し，これが硬化したときに生じる嵌合に基づく結合力で，投錨効果あるいはファスナー効果ともいわれている．このような微細組織に接着材が浸透拡散するには，両者間での分子間力や「ぬれ」性が重要な因子となる．

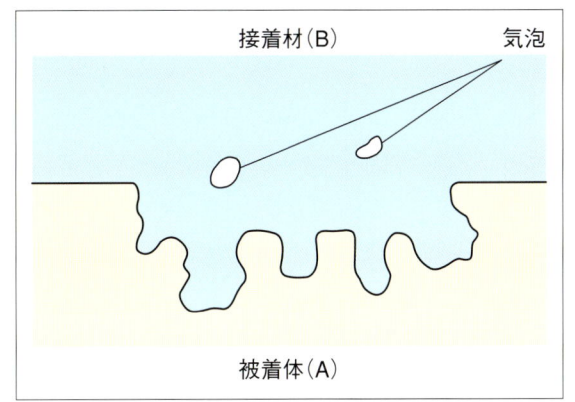

(増原英一:歯科接着性レジンの基礎と臨床, 25, クインテッセンス出版, 1982)

図1-2 被着面の凹部やアンダーカット部に接着材が浸入硬化して発現する機械的嵌合の模式図

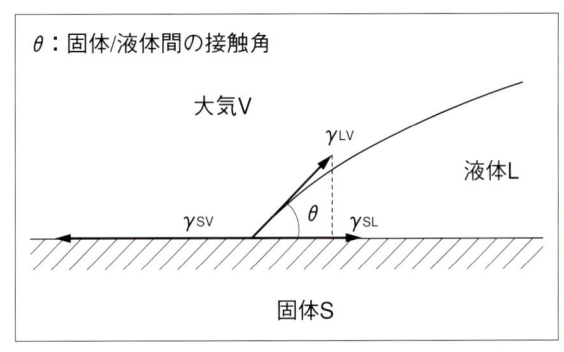

図1-3 液滴と被着体表面との間の接触角[5]

③ ぬれと接触角

接着材が被着面に接近するためには,接着材が液状になって表面をぬらすことが必要である.図1-3に示したように,接触角(θ)が小さいほど液滴の広がりが大きくなってよくぬれることになる.

表1-2は,各種歯科材料に対する水の接触角(θ)である.

④ 接着の破壊状態

接着物体の破壊状態を解析することは,材料の

表1-2 歯科用を含む各種材料と水との接触角

材 料	接触角
陶 材	12°
ガラス	14°
ポリサルファイドゴム印象材	42°
PMMAレジン	69°
ポリウレタン	74°
シリコーンゴム印象材	82°
シリコーン	105°
ワックス	109°
テフロン	110°

(日本接着歯学会:接着歯学, 135, 医歯薬出版, 東京, 2002)

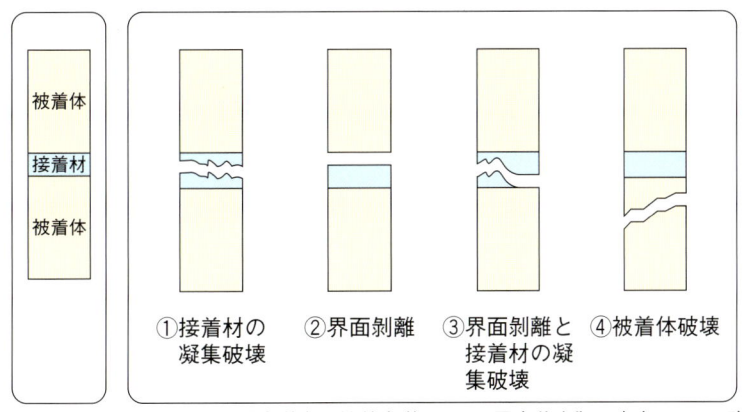

①接着材の凝集破壊　②界面剥離　③界面剥離と接着材の凝集破壊　④被着体破壊

(日本接着歯学会:接着歯学, 187, 医歯薬出版, 東京, 2002 改変)

図1-4 接着物体の破断後における破壊形態の分類

1 歯科医療における接着の基礎　**3**

評価や開発および接着操作の適正などを含めて極めて重要である．図1-4は，接着物体が破壊した際の典型的な形態である[10]．①は接着材硬化物自体が破壊した凝集破壊であって接着界面の接着力が大きい．②は被着面と接着材の界面破壊で，被着面の前処理法，接着操作法および接着材の選択などに問題がある．③は凝集破壊と界面破壊が混在している混合破壊であり，被着面処理や接着操作の一部に不備がある．④は被着体破壊であって接着の目的は達成されている．

⑤ 接着試験法

接着強さの測定方法[10]は，各国内規格および国際規格があるが，ISO規格の利用が多い．

図1-5に，一般的な測定法を示したが，接着部位に加わる外力の方向によって，引張り接着強さや剪断接着強さ，および剥離接着強さとして求められる．また，引張り接着試験の範疇であるが，被着面積が0.5〜1.0 mm^{2}で行うマイクロテンサイル試験法がある．

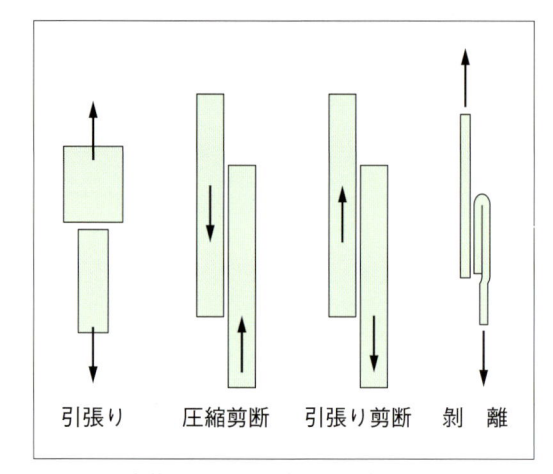

図1-5 接着試験法の種類および接着材に加わる力の方向

4 歯科用接着材

歯科医療における接着は，対象となる被着体や適応症などが多種多様であることから，そこで用いられる接着材も多岐に渡っている．

① 所要性質

歯科用接着材が備えていなければならない性質として，①生体安全性，②使用時に液状になること，③被着体とぬれやすいこと，④接着後に速やかに固化すること，⑤硬化収縮が小さいこと，⑥歯質，金属，セラミックスおよびレジンに対して優れた接着性を示すこと，⑦色調が歯質に近似していること，⑧操作が簡便であることなどがある．

② 種類と用途

歯科用接着材およびプライマーの種類と用途を表1-3に示した．なお，本項にプライマーを加えた理由は，組成中に接着性モノマーが添加されており，被着面と接着材との結合を担う重要な働きをしているからである．

③ 主成分と硬化機構

1）接着性モノマー

図1-6に接着性モノマー数種の分子式を示したが，その基本分子構造は高分子に生長するための重合基，被着体と相互作用する接着反応性基およびこの両者を結合する連結基が1分子中に備わっている．重合基にはメタクリロ基やアクリロ基が，接着性基はカルボキシル基，リン酸基などである．これらの化合物は，表1-3に示したボンディング材，プライマーおよびレジンセメントの組成の一部に使用されている．

2）ボンディング材

接着材は英語表記でBonding agentあるいはAdhesiveとなるが，本項で扱うボンディング材は

表1-3 歯科用接着材およびプライマーの種類と用途

分類	種類	用途
ボンディング材	レドックス重合型（化学重合型） デュアルキュアー型 光重合型	歯質-コンポジットレジンの接着
プライマー	エナメル・デンティンプライマー メタルプライマー セラミックスプライマー レジンプライマー	歯質被着面処理 金属被着面処理 セラミックス被着面処理 レジン歯被着面処理
セメント	レジンセメント グラスアイオノマーセメント ポリカルボキシレートセメント EBAセメント リン酸亜鉛セメント 酸化亜鉛ユージノールセメント	各種修復物・装置の接着 各種修復物・装置の合着 各種修復物・装置の合着 各種修復物の合着 各種修復物の合着 各種修復物の仮着

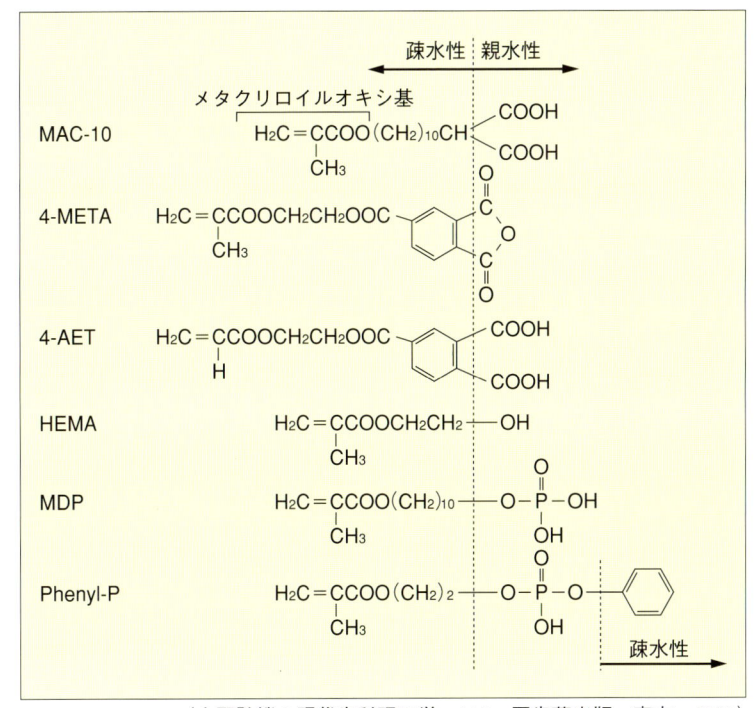

（大野弘機：現代歯科理工学, 119, 医歯薬出版, 東京, 1996）

図1-6 歯科用接着材およびプライマー等に用いられている接着性モノマーの種類とその分子式

表 1-4　歯科用接着・合着剤，仮着剤の種類および成分

種類	成分
レジンセメント	PMMA or シリカフィラー，接着性モノマー，モノ or 多官能性メタクリレート，酸化-還元触媒 or 光増感剤，その他
グラスアイオノマーセメント	シリカ，アルミナ，フッ化カルシウム，ポリアクリル酸，水，その他
カルボキシレートセメント	酸化亜鉛，ポリアクリル酸，水，その他
EBA セメント	酸化亜鉛，シリカ，EBA，ユージノール，その他
リン酸亜鉛セメント	酸化亜鉛，リン酸，水，その他
酸化亜鉛ユージノールセメント	酸化亜鉛，ロジン，ユージノール，オリーブ油，その他

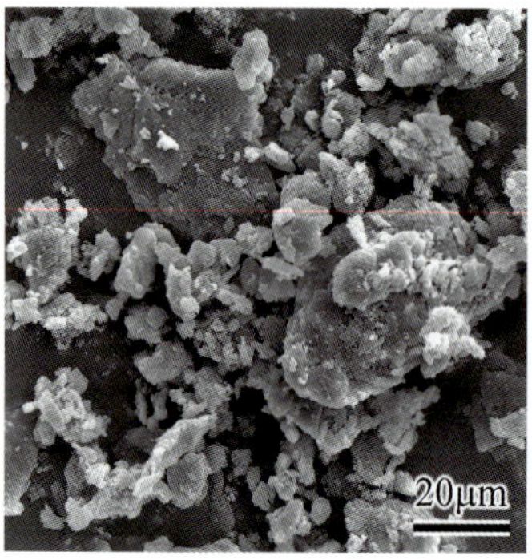

図 1-7　PMMA 系レジンセメントの粉部の SEM 像

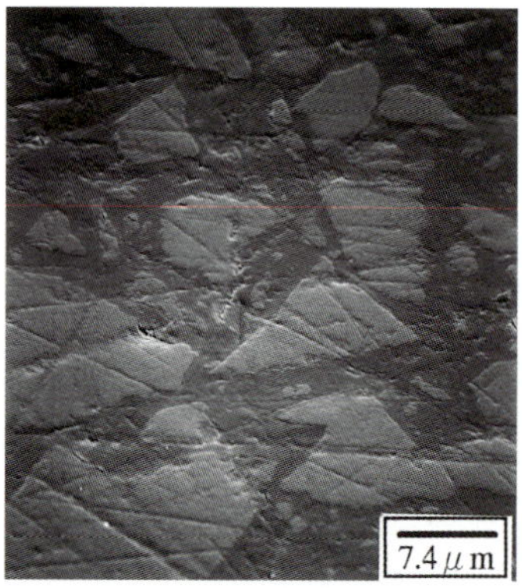

図 1-8　コンポジット型接着性レジンセメント硬化物の SEM 像

主に成形修復用コンポジットレジンと歯質の接着材を指している．

種類は，化学重合型（レドックス型），デュアルキュア型および光重合型があるが，その主な違いは重合反応に必要な活性ラジカル（フリーラジカル）を生成する手段が異なっている．ボンディング材の接着性能は，通法に従って被着面処理した歯質（エナメル質，象牙質）とコンポジットレジンとの引張り接着強さが 15〜25 MPa である．

3）レジンセメント

レジンセメントの構成成分（表 1-4）は，接着性モノマー，モノあるいは多官能性メタクリレートに PMMA やシリカフィラーが添付されているのが特徴で，硬化機構はメタクリロ基の付加重合反応である．図 1-7 は PMMA 系レジンセメントの粉部の SEM 像であるが，広い粒度分布を呈していてこれらが操作性に関与している．一方，図 1-8 は，コンポジット型レジンセメント硬化体の SEM 像であるが，シリカなどのフィラーからなる有格組織が特徴である．

接着強さは被着面処理が施された各種被着体に対して優れた値を示す．また，最近のレジンセメントには組成の一部にフッ化物を添加した製品があり，フッ素徐放機能による効果が期待できる．

4）グラスアイオノマーセメント

本セメントの構成成分（表 1-4）は，アルミナシリケートガラスとポリアクリル酸水溶液である．硬化機能は，図 1-9 に示したようにガラス表層がカルボン酸によって溶解してカルシウムイオンやアルミニウムイオンなどの金属イオンが遊離し，液部中のカルボキシ基と静電気的なイオン架

橋が起こる．また，ガラスの溶解に伴って生成されたケイ酸ゾルによるゲル化も硬化に関与している．なお，親水性ビニルモノマーが添加されている光重合併用型の製品もあるが，この場合は上記の反応に加えてビニル基の付加重合反応が起こり，マトリックスにポリマーが生成する．物性は，表1-5に示したが無処理の歯質に接着性を示すことやその他にフッ素徐放機能を有していることなどが評価されている．

5）トレー用ゴム質系接着材

本接着材は，アクリル樹脂製個人トレーとゴム質印象材との接着を目的としており，精密な印象を得るために不可欠である．シリコーン印象材での印象採得の場合は，変性シリコーン，酢酸ビニルおよび有機溶媒[11]などからなる接着材を個人トレーに塗布し，溶媒を気散した後に印象材を盛って印象採得を行う．

5 歯との接着

❶ エッチング（コンディショニング）

歯質の酸エッチングは，被着面を微細な凹凸構造化し，接着を有利にする表面処理法である．

エッチング剤としては，リン酸，クエン酸，マレイン酸およびEDTA水溶液で，その他に有機酸に金属塩が添加されているものが知られている．

❷ プライミング

接着におけるプライミングの役割は，接着を有利に導くための被着面処理法である．プライミング操作は，エッチングした歯面にプライマーを塗

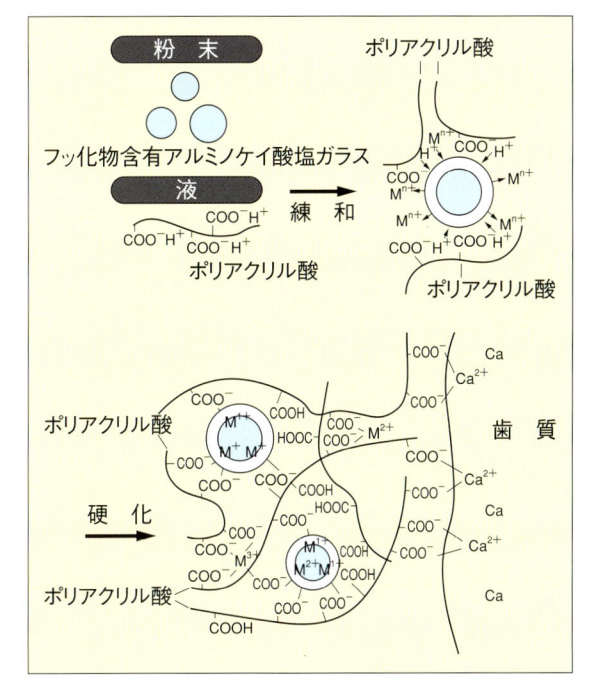

（Davidson C L and Mjör I A：Advances in Glass-Ionomer Cements, 22, Quintessence Publishing Co., 1999. より改変）

図1-9 グラスアイオノマーセメントの硬化機構および歯質との接着模式図

表1-5 グラスアイオノマーセメントの物性および規格（ISO）

硬化時間（分）	圧縮強さ（MPa）	被膜厚さ（μm）	溶解率（％）
5.1〜5.7 （7.5以内）	71〜164 （65以上）	19.5〜24.0 （25以下）	0.19〜0.72 （1以下）

接着強さ（MPa）			
エナメル質		象牙質	
研磨面	酸処理面	研磨面	酸処理面
7.2	7.5	4.5	5.5

（入江正郎ほか：接着歯学，17（2）：100-104, 1999.）

布し，メーカー指示に沿ったエアーブロー等を行う．プライマーの成分は，カルボキシル基やリン酸基とメタクリロ基などの重合基を分子中に兼備した酸性モノマー，HEMA，触媒および水あるいは有機溶媒などである．

３ ボンディング

歯質に修復物や装置を接着する際の要となるボンディング材の成分は，接着性モノマー，多官能性メタクリレートおよび重合触媒や還元剤，光重合型であれば光増感剤などからなる．

硬化機構はビニル基の付加重合である．

ボンディング操作は，エッチングおよびプライミング処理した歯質被着面にボンディング材を塗布し，メーカー指示に従ってエアーブロー，必要であれば光照射等を行う．

歯質との接着にあたっては，①エッチング（コンディショニング），②プライミング，③ボンディングが必要であり，それぞれの操作方法とその機能を理解することが重要である．近年，操作ステップの簡略化を目的としてこの３つの機能を２ないし１つにまとめた製品が流通しているが，上述した３つの機能がいずれかの過程で発現している．

６ セラミックスとの接着

歯科用セラミックスは，長石，石英，陶土を主成分とする陶材と，リューサイト，アルミナ，マイカ，アパタイト，ジルコニアなどのニューセラミックスに大別される．本材料は，生体親和性，機械的強さおよび審美性に優れていることから，人工歯，歯冠修復，ラミネートベニア，人工歯根および矯正用ブラケットなどの用途がある．

セラミックスの修復物や装置が被着体となる場合は，接着を安定化するために次のような被着面処理を施さなければならない．

１ フッ酸処理法

本処理法は，陶材中のアルカリ成分やアルカリ土類金属をフッ化水素酸（HF）で溶解させ，被着面に二酸化ケイ素ネットワーク構造を作る．図1-10は，陶材を模型上で築成，焼成した後の模型側のSEM像であり，この面に30％HFを60秒間作用させた後，水洗・乾燥した被着面のSEM像が図1-11である．

２ シランカップリング処理法

本処理法は，セラミック中のシリカやシリカ系ガラス表面のシラノール基にシランカップリング剤のメトキシ基を結合させ，セラミック被着面に重合性基を付与させる．図1-12にシランカップリング剤の1種であるγ-メタクリロイルオキシプロピルトリメトキシシラン（γ-MPTS）の分子式およびシリカガラス等への反応模式を示した．

７ 金属との接着

歯科用金属は，貴金属合金および非貴金属合金に大別されており，種々の目的に適応するように，鋳造用，加工用および既製品として供給されているが，接着を必要とする場合は接着に適した被着面になるように表面処理を施さなければならない．

図1-13は，石こう模型上でワックスアップし，通法に従って埋没，鋳造した後に酸洗いをした金合金の模型側のSEM像であるが，この性状の被着面では良好な接着が望めない．

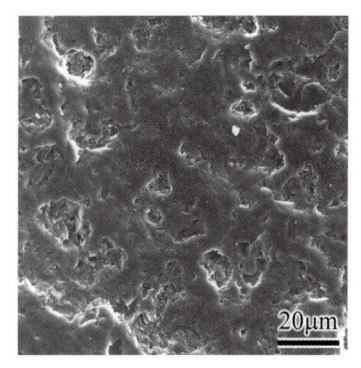

図1-10 歯科用陶材を模型上で築成し,焼成した後の模型側のSEM像

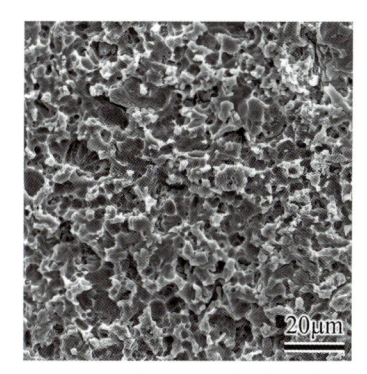

図1-11 焼成した歯科用陶材（図1-10）をフッ酸処理した後のSEM像

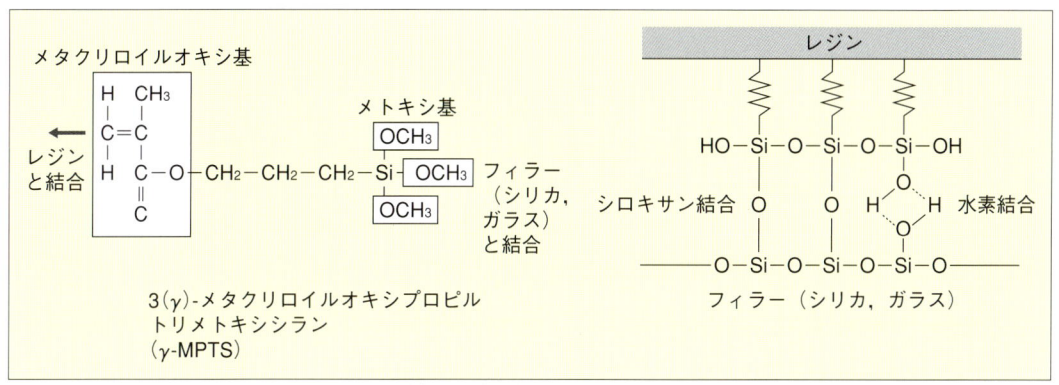

（宮崎 隆 他：スタンダード歯科理工学, 205, 学建書院, 東京, 2007）

図1-12 シランカップリング剤（γ-MPTS）の分子式およびシリカガラス等との反応模式図

① サンドブラスト法

この方法はアルミナのような硬質な粉体（図1-14）を, 圧縮空気を利用して被着面に噴射することで, 被着面の汚染物除去や凹凸構造にする効果がある. 図1-15は, 前述の鋳造面（図1-13）に平均粒径50μmのアルミナ粉を噴射ノズルと被着間距離10mmで15秒間ブラストを施した表面のSEM像であるが, 微細な凹凸構造を呈している. このサンドブラスト処理は, 金属以外の材料にも共通する有効な方法である.

また, 近年サンドブラストに用いるアルミナ粒子の表面にシリカ（SiO_2）を結合した特殊な粒子による表面改質システム（ロカテック, 3M ESPE）が開発されて流通している. すなわち, 図1-16に示した粒子を2.8気圧で噴射して被着面をシリケート化し, ここに前述のシランカップリング処理を施すことによって高い接着強さが発現される.

② メタルプライマー法

プライマーの成分は, 図1-17に示したような化合物がアセトンやアルコールなどの有機溶媒に溶解されており, 接着性反応性基の硫黄（S）は金などの貴金属原子団と優れた相互作用を示す.

1 歯科医療における接着の基礎

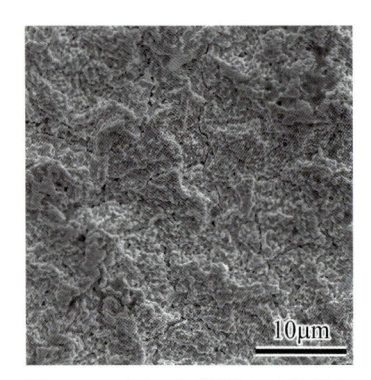

図1-13 石こう模型上で作製したワックス原型をもとに金合金鋳造を行い,得られた鋳造体の模型側のSEM像

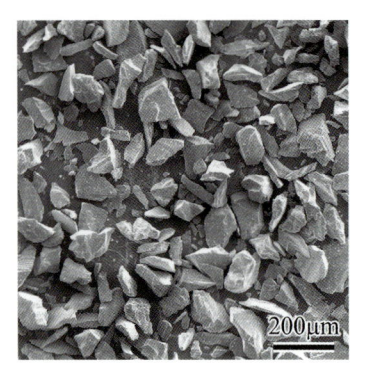

図1-14 サンドブラスト法に用いられるアルミナ粒子のSEM像

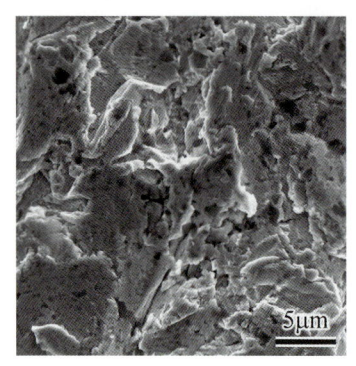

図1-15 金合金鋳造体(図1-13)の被着面にサンドブラスト処理を施した後のSEM像

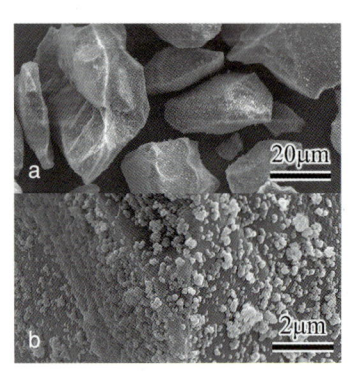

図1-16 アルミナ粒子の表面に微細シリカガラスを焼結させて作製したサンドブラスト用特殊粒子(a;低倍率,b;高倍率)のSEM像

3 スズ電析法

図1-18は,上述したサンドブラスト処理した金合金(TypeⅣ)を硫酸第一スズ浴に浸漬し,60秒間電析処理した後のSEM像であるが,サンドブラストによってできた凸部を中心に粒状のスズの結晶が観察される.

4 加熱処理法

本処理法は,金合金中に含有する銅やスズを加熱操作により酸化物として析出させる原理で,その条件は400℃に係留した電気炉中で5分前後,合金表面が灰色になるまで加熱する.この方法は,金銀パラジウム合金にも有効である.

5 機械的維持装置

レジン前装冠などには,リテンションビーズ,ループおよび小突起などの接着維持装置をもうける場合がある.この装置はメタルフレームの原型となるワックスアップの段階でつけて鋳造する.

8 レジンとの接着

歯科用レジンは,う蝕予防,歯冠修復,支台築造および義歯などに使用され,その素材は熱可塑性レジンと熱硬化性レジンに大別される.また,これらのレジンをマトリックスとして多量の無機質フィラーからなるコンポジットレジンがある.したがって,この種の材料からなる被着体が,線状高分子,架橋高分子,あるいは複合材であるのか否かなどを判断し,それぞれに適した被着面処理を施す必要がある.

(増原英一 編著:歯科用接着性レジンと新臨床の展開,54-63,クインテッセンス出版,東京,2001)
図1-17 歯科用金属の被着面処理剤であるメタルプライマーに用いられている化合物の分子構造

❶ コンポジットレジン

　歯冠用硬質レジンは，多官能性メタクリレートと80〜90重量％のシリカフィラーなどから構成されており，マトリックスレジンは重合して架橋構造となるために不溶不融である．しかし，この種のレジンは重合性基がすべて反応できず，硬化物中に20〜30％存在していること，また，本材料の特徴である多量の無機フィラーが存在していることから，これらを対象とした被着面処理を行うことができる．

　図1-19および図1-20は，石こう模型上で築成，重合した歯冠用硬質レジンの模型側とこの面をサンドブラストした後のSEM像である．被着面処理は，研削やサンドブラストによって新鮮面を露出させた後，ボンディング材あるいはシランカップリング剤を作用させる．

　なお，成形修復用コンポジットレジンの接着操作にあたっては，通法に従って歯面処理し，ボン

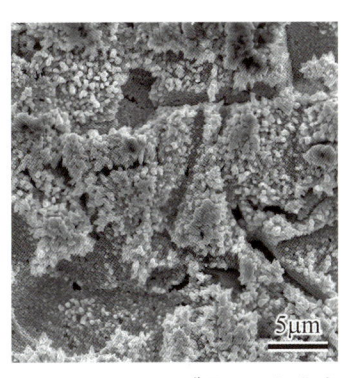

図1-18 サンドブラストした金合金鋳造体（図1-15）にスズ電析処理を施した後のSEM像

ディング材の塗布後に本レジンを流動性のある段階で充填成形することによって，優れた接着が得られる．

1 歯科医療における接着の基礎 **11**

❷ 義歯用レジン

本材料は，床用と人工歯に大別されるが，後者の一部を除いて，その材質は，ポリメタクリル酸メチル（PMMA），ポリカーボネートおよびポリサルフォンなどである．このレジンは熱可塑性（線状ポリマー）であって，有機溶媒で容易に溶解する．したがって，被着体の被着面処理方法は，研削やサンドブラストによって新鮮面を出し，次にメチルエチルケトン，クロロホルムおよびMMAなどの溶剤を作用させたり，各材料に添付されている専用のプライマーを用いる．

なお，硬質レジン歯は歯冠部が上述したコンポジット型になっており，床に結合する部分がPMMAであることから，床部との接着は良好である．

（鈴木一臣）

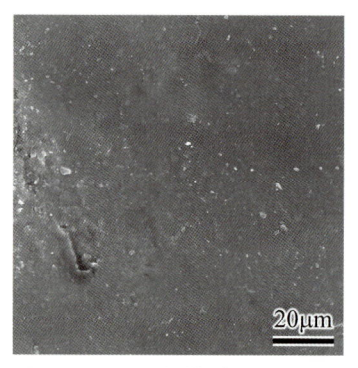

図1-19 石こう模型上で築成，重合した歯冠用硬質レジンの模型側のSEM像

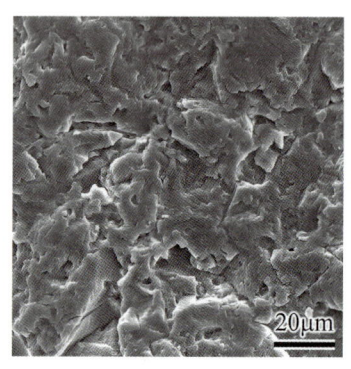

図1-20 歯冠用硬質レジン重合体（図1-19）被着面にサンドブラスト処理を施した後のSEM像

文　献

1) 鈴木一臣：治療のためのバイオマテリアル，日本化学会 編，化学便覧応用化学編，第6版，1479-1481，丸善，東京，2003．
2) 西山　實 他監修 スタンダード歯科理工学，195-230，275-296，学建書院，東京，2007．
3) 増原英一 編著：歯科用接着性レジンと新臨床の展開，39-50，54-63，クインテッセンス出版，東京，2001．
4) Nakabayashi N and Pashley, DH：Hybridizationof Dental Hard Tissues, 1〜83, Quintessence Publishing Co, Tokyo, 1998.
5) 柳原榮一：ここまできた接着技術，20-33，工業調査会，2003．
6) 増原英一：歯科接着性レジンの基礎と臨床，23-35，クインテッセンス出版，東京，1982．
7) Nishiyama N, et al.：Condensation Behavior of a Silane Coupling Agent in the Presence of Colloidal Silica Studied by ^{29}Si and ^{13}C NMR, J Colloid Interface sci 124：14-19, 1988.
8) 西山典宏：無機フィラーと高分子を結ぶカップリング剤，ニューセラミックス7（9）：43-47，1994．
9) Yoshida Y, et al.：Evidence of chemical bonding at biomaterial hard tissue interfaces. J Dent Res：79, 709-714, 2000.
10) 日本接着歯学会 編：接着歯学，132-189，医歯薬出版，東京，2002．
11) Maruo Y, et al.：Fensile Bond Strength between Custom Tray and Elastomeric Impression Material, Dent Mater J 26：323-328, 2007.

2章　臨床系

1. 臨床解説

1　はじめに

　審美的要求の高まりや材料の開発，改良によって歯冠色補綴治療は一般化してきている．歯冠色補綴物に使用される材料には大きく分けてコンポジット系とセラミックス系があり，コンポジット系材料とはいわゆる硬質レジンである．

　硬質レジンは，メタクリル酸メチル（MMA）系の液部にフィラーや架橋剤を添加することによって，元の MMA 系レジンの強度をあげたものであった．その後液部には多官能性モノマーが用いられるようになり，さらに無機質フィラーや有機質複合フィラーを配合することでフィラーの充填率を上げ，物性の改善が図られた．またこの間に重合方式も，加熱重合から光重合または光と加熱重合の併用へと変化した（図2-1）．強度や耐摩耗性の向上によって前装用としてだけでなく，金属を用いない，すなわちメタルフリーのジャケットクラウンやインレーなどへの応用を主な目的とする製品が登場した．これらの新規硬質レジンの特長を図2-2に示した．各社がハイブリッドセラミックス，ポリグラス，セロマー，超硬質レジンなど独自の名で呼ぶことがあるが，この章では「歯冠用硬質レジン」として取り上げる．

　歯冠用硬質レジンは，1990年代より各社から製品化されている（表2-1）．従来の硬質レジンに比べて強度が高く，耐摩耗性に優れているため適応範囲は前装鋳造冠のみならずジャケットクラウンやインプラント上部構造などと広い（表2-2）．製品によっては，専用のグラスファイバーが販売されており，硬質レジンと併用することでメタルフ

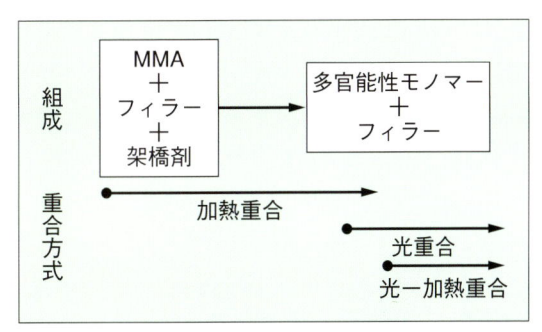

図2-1　硬質レジンの変遷
組成はモノマーが MMA から多官能性モノマーへ，重合方式が加熱から光へと大きく変化した．

- 高強度
- 耐摩耗性が高い
- メタルフリーで補綴物を作製することができる
- ファイバーと併用することでブリッジに応用可能な製品もある
- 金属アレルギーの患者への応用が可能

図2-2　歯冠用硬質レジンの特長

リーのブリッジにも応用可能となっている．

　前装専用の硬質レジンは主に光重合タイプであるのに対し，歯冠用硬質レジンでは光重合に加えて加熱重合が要求されるものがある．

2　ジャケットクラウンへの応用

　現在「歯冠色の単独冠」に応用される補綴方法は多数あり（表2-3），内部に金属のコーピングを使用するものとしないもの，材料としてはコンポジット系とセラミックス系に大別できる．金属を使用しない補綴には，金属色の遮蔽を考慮しなく

て良いという利点がある．レジン系材料による補綴には，使用機器が一般的にセラミックス系材料のものより安価であるという利点がある．

ジャケットクラウンの歯冠形成から装着までの手順を図 2-3 に示す．基本的には，それぞれの歯冠色補綴治療は技工の工程を除いてみなほぼ同じである．技工の工程は金属のコーピングを使用するものでは，コーピング作製と歯冠色材料の築盛が必要であり，オールセラミッククラウンではシステムによって異なるものの，一般に工程が多い．一方ジャケットクラウンの工程はレジンの築盛と重合だけでシンプルである．

3 ジャケットクラウンの接着

歯冠用硬質レジンを用いたジャケットクラウンは金属のコーピングを使わず，脆性材料であるため，歯質と硬質レジン双方への強固な接着が期待

表 2-2 歯冠用硬質レジンの用途

メタルフリーで
インレー
アンレー
ジャケットクラウン　前歯
臼歯
ラミネートベニア
ブリッジ（ファイバーを併用して）
金属と併用して
前装鋳造冠
インプラント上部構造
テレスコープクラウンの外冠
ブリッジ

表 2-1 歯冠用硬質レジンシステム

名称	製造者名	重合方法	ブリッジ用ファイバー
アートグラス	ヘレウスクルツァー	光	—
エステニア C&B	クラレメディカル	光・加熱	EG ファイバー
グラディア	ジーシー	光	—
グラディアフォルテ	ジーシー	光・加熱	—
シンフォニー	3 M ESPE	光	—
セラマージュ	松風	光	—
タルギス	イボクラール	光・加熱	ベクトリス
パールエステ®	トクヤマデンタル	光・加熱	—
ベルグラス NG	サイブロン・デンタル	光・加熱・加圧	コンストラクト

表 2-3 歯冠色補綴物の比較

	歯冠用硬質レジンジャケットクラウン	硬質レジン前装冠	オールセラミッククラウン	陶材焼付鋳造冠
金属の使用工程	なし ・レジンの築盛，重合	あり ・金属コーピングの鋳造 ・レジンの築盛，重合	なし ・射出加圧成形，CAD/CAM 等多種	あり ・金属コーピングの鋳造 ・陶材の築盛，焼成
構成	歯冠用硬質レジン	金属＋硬質レジン	セラミック材料（アルミナ，ジルコニア等多種）	金属＋焼成陶材
器材	専用の重合器が必要なものもある	技工用光照射器	専用の機器	陶材焼成炉

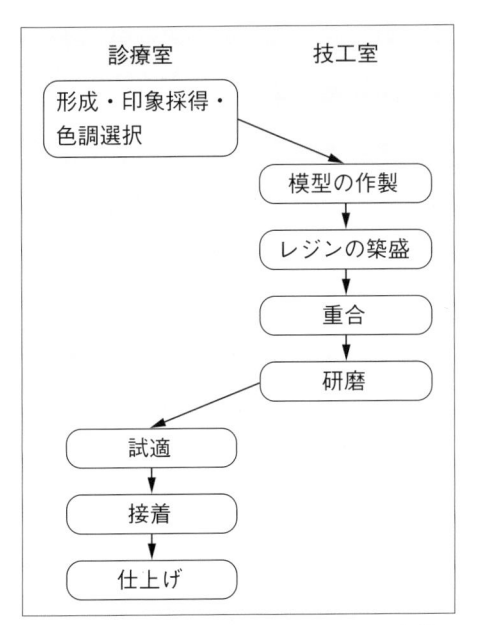

図 2-3 ジャケットクラウン―形成から装着まで

・重合方式
・セメントの色調
・試適用ペースト

図 2-4 レジン系装着材料選択の際に考慮すること

でき，強度が高いレジン系装着材料の使用が推奨されている．

　レジン系装着材料を選択する際に考慮すべきことを図 2-4 に示す．レジン系装着材料の重合方式には，化学重合，化学重合と光重合を併せ持つデュアルキュア，光重合がある．ジャケットクラウンの接着の場合，隣接面などに光が十分届かない可能性があり，また硬化までの時間が短いため，デュアルキュアタイプの使用頻度が高い．

　トライ―インペーストといった接着性のない試適用ペーストがついていて，接着前に色調を確認できるものもあるので必要に応じて使用すると良いだろう．

　各社から多種のレジン系装着材料が販売されているが，その中から代表的なものをいくつか紹介する（表 2-4）．

　セメントの構成は粉と液を練和するもの，ペーストとペーストを練和するものの他に，最近ではオートミックスタイプも増えている．これは 2 種のペーストが別々のカートリッジに入っていて使用時に混ざりながら出てくるので練和する必要がなく，気泡の混入が少ないという利点がある．

　レジン系装着材料で装着する前には，歯面とクラウン内面それぞれに適切な前処理を行うことが大切である．その術式を図 2-5 に示す．

　クラウンを試適して適合性の確認や接触点の調整を行う．咬合調整は接着前に行うと破折する場合があるので接着後に行う．試適後ジャケットクラウンの内面にシランカップリング剤を塗布する．シランカップリング剤は 1 液性のものと，使用直前に 2 液，または 3 液を混ぜて活性化させるものがある（表 2-5）．

　支台歯側の処理方法は，その種類によって異なる．天然歯支台の場合，そのほとんどは象牙質なので，セルフエッチングプライマーなどで処理を行う．現在市販されているレジン系装着材料の多くには，象牙質の表面処理剤としてセルフエッチングプライマーが同梱されている．

　金属支台には，口腔内での使用が可能な金属用プライマーを用いる．金属用プライマーには貴金属用と非貴金属用があり（表 2-6），貴金属用は含硫黄接着性モノマーを，非貴金属用はリン酸基などを持つ酸性接着性モノマーを含んでいる．

　支台がレジンコアの場合には，シランカップリング剤で前処理を行う．シランカップリング剤については前述した．

　前処理が終了したらセメントを練和し，セメント泥をクラウンの内面に塗布して支台へ圧接する．プライマーの成分によってはセメントと触れると重合が開始して，クラウンが浮き上がることがあるので注意が必要である．

表 2-4　レジン系装着材料システム

名称	製造者	重合方式	色調	その他
クラパール® LC	クラレメディカル	光	5	色調調整材 2 色
DC	クラレメディカル	光・化	2	
クリアフィル® エステティックセメント[※1]	クラレメディカル	光・化	5	オートミックス
ケミエース II	サンメディカル	光・化	1	粉液
ジーセラコスモテック II	ジーシー	光・化	3	
スマートセム	デンツプライ三金	光・化	1	前処理不要 オートミックス
デュアルセメント	イボクラール	光・化	1	
デュオリンク	ビスコ	光・化	1	
ネクサス 2	サイブロン・デンタル	光・化/光	1	
パナビア® F2.0	クラレメディカル	光・化	2	
バリオリンク II	イボクラール	光・化	6	
ビスタイト II	トクヤマデンタル	光・化	1	
マックスセム™	サイブロン・デンタル	光・化	1	前処理不要 オートミックス
ラミナボンドコンポジットペースト	松風	光	3	
リライエックス™ レジンセメント	3 M ESPE	光・化	2	オートミックス
リンクマックス	ジーシー	光・化	3	
リンクマックス CD	ジーシー	光・化	2	オートミックス
ルートイット®[※1]	Pentron	光・化/光	9	
レジセム	松風	光・化	3	オートミックス

[※1]試適用のペーストも用意されている

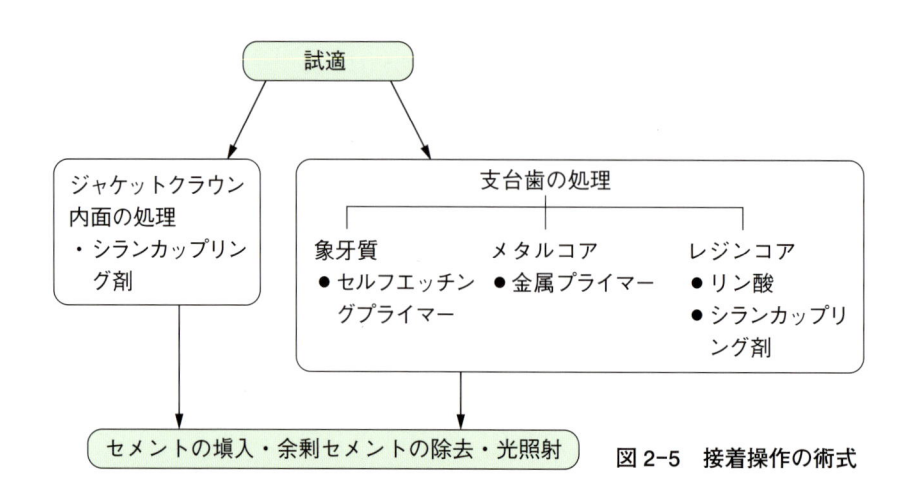

図 2-5　接着操作の術式

適切に位置づけたら光照射と余剰セメントの除去を行う．レジン系装着材料は物性が高く，色も歯冠色で判別しにくいため，セメントが完全に硬化した後の除去は従来型の合着用セメントに比較して困難である．余剰セメントを筆や綿球で除去してから光照射を行って重合させる方法や，余剰

表 2-5 セラミックス用プライマー

商品名	製造者	構成
インパーバポーセレンプライマー	松風	1 液
エスペジル	3 M ESPE	1 液
クラパール®ボンディングエージェント	クラレメディカル	3 液
クリアフィル®ポーセレンボンド	クラレメディカル	3 液
クリアフィル®メガボンドポーセレンボンディングキット	クラレメディカル	2 液
ジーシーセラミックプライマー	ジーシー	2 液
ジーセラコスモテック II ボンディングセット	ジーシー	2 液
シリカップ	ヘレウスクルツァー	2 液
シリサー	ヘレウスクルツァー	1 液
セラミックプライマー®	クラレメディカル	1 液
セラレジンボンド	松風	1 液
トクソーセラミックプライマー	トクヤマデンタル	2 液
ベクトリスウエッティングエージェント	イボクラール	1 液
ポーセレンライナー M	サンメディカル	2 液
モノボンド S	イボクラール	1 液
リライエックス™セラミックプライマー	3 M ESPE	1 液
ルートイットシラン	ジェネリックペントロン	1 液

表 2-6 金属用プライマー

商品名	製造者	貴金属/非貴金属
アクリルボンド	松風	非
アロイプライマー	クラレメディカル	貴・非
インフィスオペークプライマー	サンメディカル	貴
エプリコード®オペークプライマー	クラレメディカル	非
MR ボンド	トクヤマデンタル	非
ソリデックスメタルフォトプライマー	松風	非
V-プライマー®	サンメディカル	貴
メタファストボンディングライナー	サンメディカル	非
メタルタイト	トクヤマデンタル	貴
メタルプライマー II®	ジーシー	貴・非
メタルリンク®	松風	貴・非

セメントに短時間の光照射を行って，わずかに硬化させて一塊にして除去する方法などがある．その後十分に光を照射して，重合させた後に咬合調整を行う．最後に余剰セメントが残留していないか確認して治療を終了する．

4 前装鋳造冠への応用

　歯冠用硬質レジンは，前述のように前装鋳造冠の前装材料としても応用される．前装材料として使用する場合には，レジンを金属に強固に接着させなければならないが，それ自体は金属と強固に接着しないので機械的嵌合力を増すためのリテンションビーズや，化学的接着のための金属用プライマーを用いる（図 2-6）．
　金属用プライマーには貴金属用と非貴金属用があり，正しく使い分ける必要がある．オペークレジンに接着成分を含み，2 つの工程が一つにまとめられた製品もある．

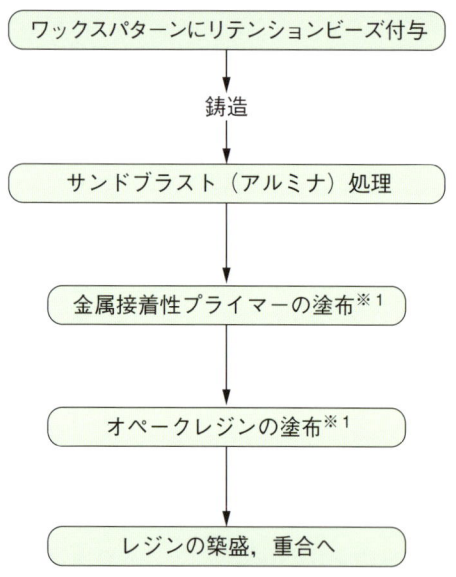

```
ワックスパターンにリテンションビーズ付与
            ↓ 鋳造
    サンドブラスト（アルミナ）処理
            ↓
     金属接着性プライマーの塗布※1
            ↓
       オペークレジンの塗布※1
            ↓
       レジンの築盛，重合へ
```

※1 オペークレジンに接着性成分を含むものもある．その場合，金属接着性プライマーの塗布は不要である．

図 2-6　前装の前処理

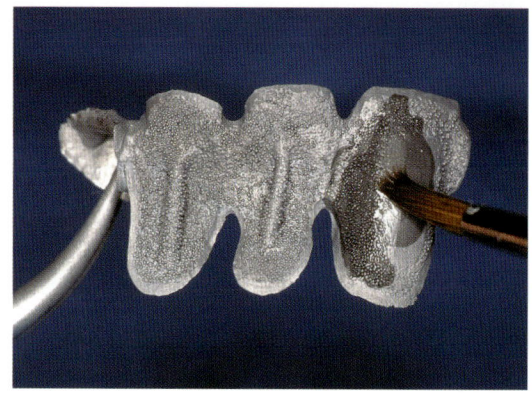

図 2-7　患者は 77 歳の男性．Ti-6Al-7Nb のフレームに非金属用プライマー（セシードⅡオペークプライマー，クラレメディカル）を塗布[1]

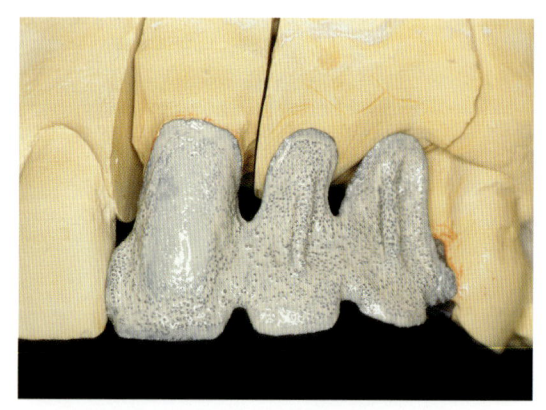

図 2-8　オペークレジン（セシードⅡオペーク，クラレメディカル）を塗布[1]

5　エステニアを前装材料として用いたブリッジ

Ti-6Al-7Nb のフレームにエステニア®（クラレメディカル）にて前装を行った[1]．フレームに用いたのが非貴金属であるため，サンドブラスト処理後，非貴金属用プライマーを使用した（図 2-7）．次にオペークレジン（セシードⅡオペーク，クラレメディカル）を塗布，エステニアを築盛し，光重合および加熱重合を行った（図 2-8）．

研磨後クラウンの内面を非貴金属用プライマーで処理し，接着性レジンセメント（スーパーボンド C＆B，サンメディカル）で接着した（図 2-9）．本症例は破折などもなく，2 年間良好な経過をたどっている．

6　エステニア製ジャケットクラウンの臨床成績

歯冠用硬質レジンとして，エステニアを用いたジャケットクラウン（患者 21 人 25 症例）について平均 38.9 カ月の経過観察を行った報告がある[2]．これによると表面性状の変化が 9 症例，対合歯の摩耗が 5 症例で見られたが，その程度は軽度であり，臨床成績は良好であった（表 2-7）．

表2-7 エステニアジャケットクラウンの臨床成績[2]

	装着時 A	B	C	38.9カ月後 A	B	C	
色調	25	0	0	24	1	0	
辺縁封鎖性	25	0	0	24	0	0	
表面の性状	25	0	0	16	9	0	
ジャケットクラウンの摩耗	25	0	0	24	1	0	対合歯に金銀パラジウム合金を使用
対合歯の摩耗	25	0	0	20	5	0	対合歯に金銀パラジウム合金を使用
二次う蝕	25		0	25		0	
破折・脱離	25		0	25		0	
歯肉の状態	25	0		23	2		

(観察期間:平均38.9カ月)

7 おわりに

患者の歯冠色補綴物への要求は，今後も高まることが予想される．中でも歯冠用硬質レジンジャケットクラウンは，技工料金も歯冠色のクラウンの中では低めに設定されることが多いため，需要の拡大が予想される．歯冠用硬質レジンシステムが多数あるため選択に困っている方も多いと思うが，本文が今後の臨床の参考になれば幸いである．
(古地美佳，松村英雄)

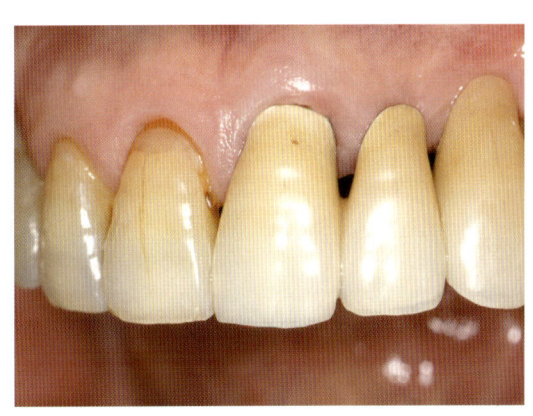

図2-9 エステニアを前装材料として用いたブリッジを接着性レジンセメント(スーパーボンドC&B，サンメディカル)にて装着した[1]

文　献

1) Matsumura H, Yoneyama T and Shimoe S : Veneering technique for a Ti-6Al-7Nb framework used in a resin-bonded fixed partial denture with a highly filled indirect composite, J Prosthet Dent, 88 : 636-639, 2002.
2) Shiono H, Koizumi H, Nemoto M, et al : Clinical evaluation of jacket crowns made of the Estenia indirect composite, Int Chin J Dent, 5 : 17-21, 2005.

3章　保存系

1. ミニマルインターベンション（MI）とは？

1　ミニマルインターベンション

2000年にFDI（国際歯科医師連盟）の委員会は，21世紀に向けた新たな歯科医療，特に歯のう蝕治療のあり方について提言し[1]，以下の5項目をMinimal intervention dentistry（MI）の概念とした（なお2002年にはFDI年次総会にてう蝕のマネージメントに関する世界綱領が採択されている．詳細については類書「接着　ここが知りたい─歯科衛生士編」P.22参照）．

（1）初期う蝕は再石灰化を図る
（2）さらなる脱灰やう窩形成を除くためにう蝕原生菌を削減する
（3）う窩処置の手術的侵襲を最小限とする
（4）欠陥のある修復物は再製よりも修理する
（5）疾患は管理，制御（予防）する

この提言の根拠には，歯のう蝕の進行機序の解明が進んだことや接着性修復材料の発展があげられる．う窩を形成する以前のう蝕（歯の脱灰）は，「治癒」させることができ，またう窩の形成による歯の欠損の「外科的」な治療（修復治療）では，20世紀初頭に有名なGV Black（図3-1）によって提唱された窩洞形成の「予防拡大」の原則は，もはや必要ではないと述べられている．

Blackの原則では，歯質への接着性をもたないアマルガム，メタルインレー，ポーセレンインレー（当時の）などを使用して修復することを前提にした窩洞の具備条件が述べられている．すなわち，窩洞は形成された位置や種類を問わず，つぎの条件：①適切な窩洞外形（この中に窩洞の外形は自浄域に置くようにするため，「予防拡大」することが含まれる），②十分な保持形態，③十分な抵抗形態，④適切な便宜形態，⑤十分な窩縁，⑥窩洞は無菌的で健全な組織であること，を満たさねばならない．これらの中で，予防拡大とは，すなわち窩洞の外形を拡げるために健全な組織であっても削除することであって，手術侵襲を拡げることである．また②で述べられている保持形態とは，接着性をもたない修復材料を窩洞内に保持するために，例えば窩洞の相対する壁（窩壁）を内開きもしくは限りなく平行に形成し，しかも可能な限り窩洞を深くすることなどが要求され，さらには窩底に小孔を形成したり，側壁や軸壁に溝を形成することも行われる（図3-2）．すなわち窩洞の壁と修復物の内面との摩擦力を増し，修復物の窩洞へ

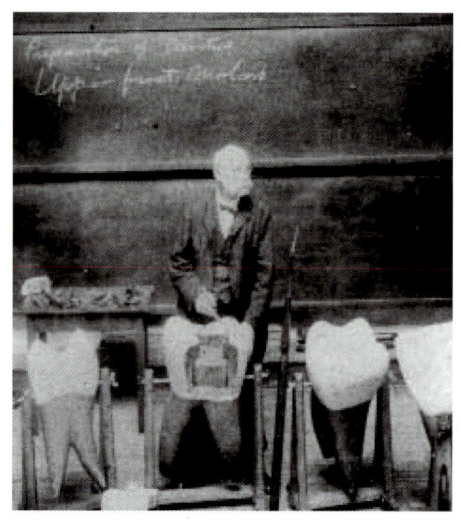

図3-1　GV Black（1836-1915）"近代歯学の父"であり，有能な病理，解剖，理工学者，臨床家であった（写真出典不詳）

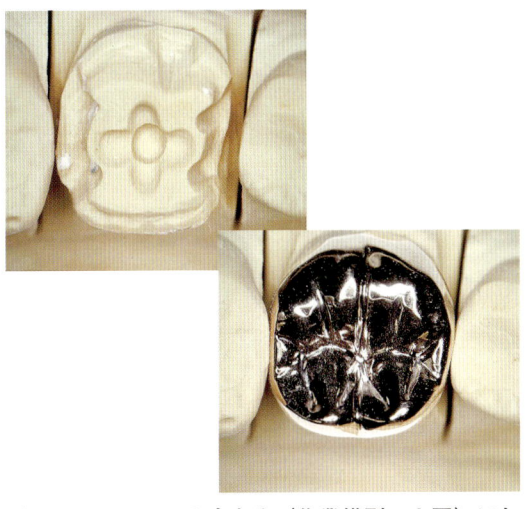

図3-2 アンレーの支台歯（作業模型，上図）に与えられた機械的な保持形態と金合金アンレー

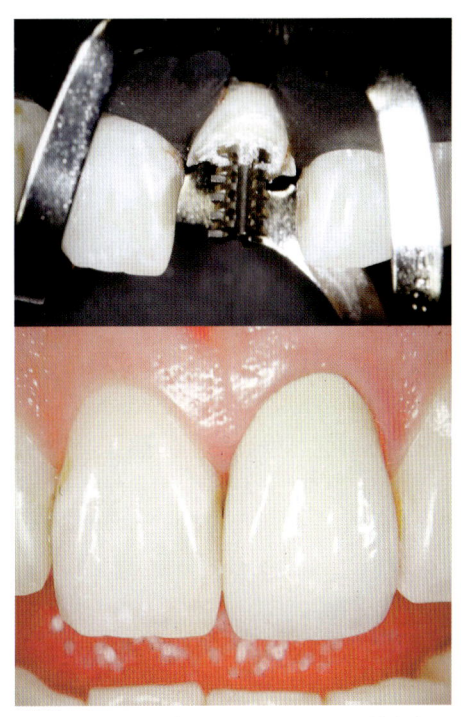

図3-3 無髄歯（歯が失活し，生活歯髄を失った歯，上図）では継続歯により修復するが（下図），このために健康な歯髄を除去するのは本末転倒である

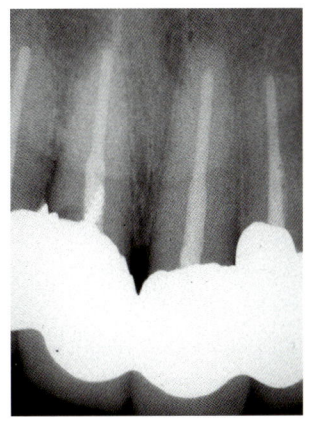

図3-4 実際にはエックス線写真のように明らかに「継続歯をするため」に歯髄を除去したと思われる例を散見する

の「機械的保持力」を与え，増強することである．これらのための歯質の削除は，疾患の病巣（う蝕による病的な歯質）の除去ではなく，多くの場合は健全な歯質を削除することであり，生体への侵襲の拡大である．

歯科医療におけるMIの概念は，医科での手術侵襲の低減化から発したといわれている．例えば最近，腹胸部の手術では，内視鏡などを使用し，大きく開腹，開胸することはできるだけ避けるようになってきている．病巣を取り除くことを目的とする手術で，病巣除去よりも，病巣へのアクセスや手術手技の都合などで健全な組織に対する侵襲の方が大きくなるようでは，治療法としての手術の意義から逸脱してしまう．したがって，最近の内視鏡下手術などMIに基づいた手術法の開発，選択は当然の方向であろう．

歯科修復治療においても，治療のためとはいいながら，健全な歯質を過剰に削除，傷害することや健全な歯髄を除去して継続歯などの根管維持の形態を得ることは（図3-3，4），治療本来の目的に逆行することである．削除する歯質は，可能な限り不可逆的な傷害をもった部分のみとし，健全な歯質あるいは健全な歯質に回復することが見込める歯質は残すのが当然である．

いったんう蝕に罹患した歯の組織は「再生」しない，あるいは機械的な保持力がなければ修復物

を窩洞や支台歯に保持できないと考えられた時代は過ぎ去った．これからは，後述するレジン接着を積極的に用いた修復治療を行い，最低限の生体（手術）侵襲で，審美的な歯冠色修復を実施し（図3-5），まう窩形成前の初期う蝕については，患者あるいは患歯を管理するなかで再石灰化を図る（図3-6）．そしてこれらの MI のコンセプトによる歯科治療，歯科保健の考え方，進め方は，歯科医療者間だけで考えられているのではなく，すでに患者や社会からの強い要望である．

　MI の提唱は，修復治療に偏重してきた歯科医療への大きな警鐘である．歯科技工士も含めたすべての歯科医療者のあらたなコンセプトへの取組をしない限り，歯科医療は，今後増々社会から遊離したものとなってしまう恐れがある．

2　MI におけるレジン接着の意義

　さまざまな歯の硬組織疾患の修復治療を行うには，前述した通り，従来は修復物を修復部位に何らかの手段で固着しなければならない．修復物と歯質あるいは歯列とを咬合その他の外力にも耐え得るように固着させるには，修復する歯や歯列に修復物をしっかり保持する形態を与えなければならない．そのための歯質の削除は，たとえ健全な歯質の削除であったとしても，過去では必要悪として許されてきた傾向がある．

　しかし，1955 年 Buonocore[2]がアクリルレジンのエナメル質への接着を提唱して以来，レジン接着は，いくつかの大きな変遷を経て現在は，理想に近い接着力や信頼性，耐久性をもって臨床で利用できるようになってきた．レジン接着は，ともすると，「ものとものをくっつける」効果だけが注目されがちで，「よくくっつく」「取れなくなった」などということだけが評価の対象とされる．レジン接着が歯科医療，臨床にもたらした効果，意義は本当に修復物を「くっつける」「取れなくするこ

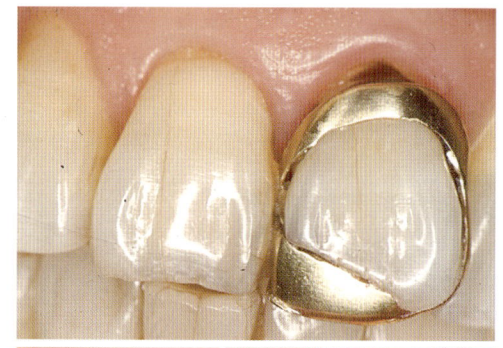

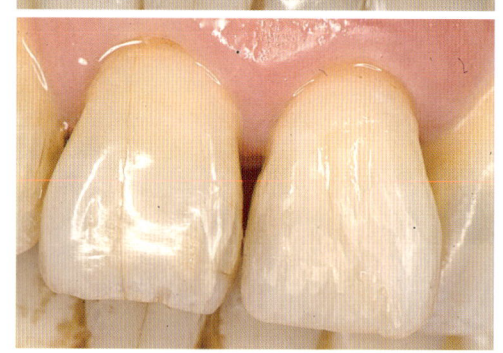

図3-5　レジン接着により，最低限の歯質削除量あるいは歯髄を保存してしかも審美的な修復ができる（上図：術前，下図：直接法レジン修復後）

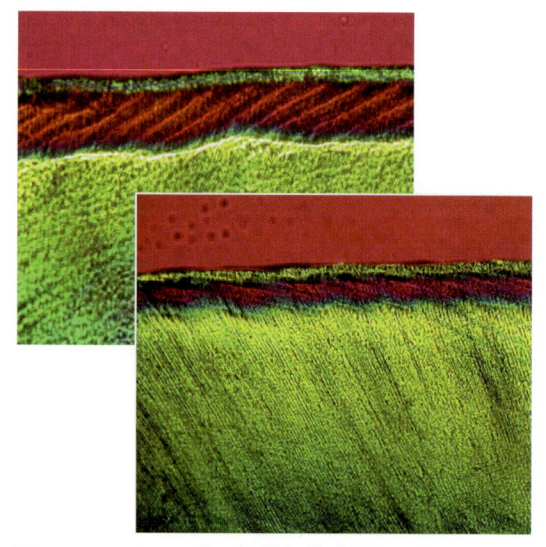

図3-6　エナメル質の初期う蝕（表層下脱灰：上図）は，適切な処置を行えば再石灰化させることができる（下図）

と」だけであろうか？

前項で述べた通り，接着は：

1．修復物の機械的保持による大原則を覆し，完全に崩壊し再石灰化などが望めない象牙質など，必要最低限の歯質を除去するだけで修復することを可能とした．すなわちMIを可能とした（図3-7）．

2．修復物と歯質を接着により強固に固着させるため，修復物と歯質が一体化し，残存歯質を強化する（図3-8）．

3．コンポジットレジンはもちろん，各種セラミックス（ポーセレン）など審美的な歯冠色修復材料の選択の範囲を広げた（図3-9）．

4．レジン接着によって歯質面には，接着材そのものの層とレジンが象牙質基質（管間，管周，細管壁象牙質などの象牙質実質）に侵入し，無機成分（アパタイト）が脱灰され，コラーゲン（タンパク質）の線維網のみが残った部分でその線維網と合成層を形成する．この層をレジンと象牙質のハイブリッド層（樹脂含浸層とも呼称された）と呼ぶが，この層自体がその直下の象牙質の物理・機械的な保護層となるという考え方がある[3]．そしてレジン接着材単体の層と共に象牙質を保護する（図3-10，11）．また，レジンは，重合時に収縮し，その力が接着力との間で，レジン修復物自体あるいは被着歯質にストレスを発生させるが，レジン修復物と接着材層の間に低粘性のコンポジットレジンを一層介在させると，この層がそのストレスの緩衝層となって結果的に歯質，修復物両者の保護となるとも考えられる（図3-11）．

5．FDI委員会が提唱しているMIのコンセプトにあるように，修復物の口腔内補修を可能とした（図3-12）．

以上すなわち，接着の発展がMIの提唱をもたらし，実際の臨床においてミニマルインターベンションのコンセプトに基づいた歯科医療の実現にきわめて大きな貢献をしている．

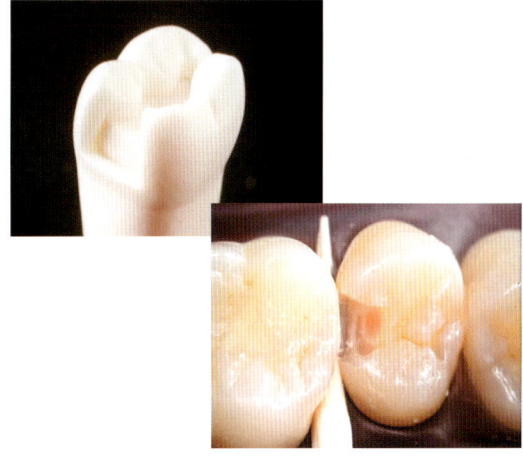

図3-7　従来の典型的な2級（隣接面・咬合面）窩洞（上図）と最近の接着性修復のための2級窩洞（下図）

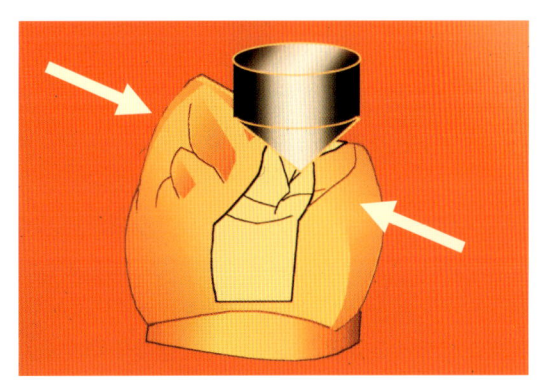

図3-8　歯質接着性をもたない材料で修復すると，修復物自体がくさびの作用を示して歯を割る力となるが，接着性修復では歯と修復物を一体化して歯を強化する

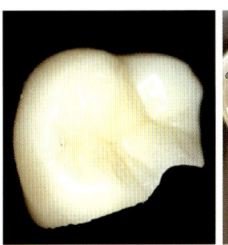

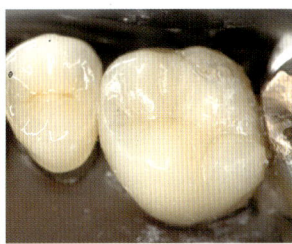

図3-9　コンポジットレジンアンレー（左図）と接着後（右図）

3 歯科医療とミニマルインターベンション

　前項では，ミニマルインターベンションにおける接着の意義を中心に解説し，主として修復治療において歯質削除量を削減する，あるいは歯髄を温存するという観点から歯科医療におけるミニマルインターベンションについて述べた．すなわち，医科手術における手術創（手術による切開や傷）を小さくするという意味でのミニマルインターベンションについて述べた．しかし，接着を利用して歯質保存的な修復治療を行ったとしても，疾患を予防し，歯や歯列を健全なまま保つということと比較すれば，やはり生体に対し何らかの侵襲が加わることであって「インターベンション」の量は，多くなるのは避けられない．

　そこで，う蝕の治療であれば，冒頭でも述べたように，患者の管理をして患者の持つう蝕のリスク（カリエスリスク：う蝕罹患の危険因子）を減らすような対応をすることが必要になる．そしてその対応には，介入する時期，介入方法を選択する必要がある．

　また，患者を管理して疾患の発症を予防するだけでなく，いったん修復治療を実施し，これらが終了した場合であっても，患者の疾患発症のリスクを把握し，修復治療を行った部位を含め，口腔全体の術後の管理を行う．かつての成書，教科書には「永久修復」という術語が存在し，例えば金合金インレーがそれにあたり，レジンやセメント修復はそれに該当しないとされた．しかし，この考え方は，金合金はレジンやセメントよりも機械的な強さに優れるということをうたっただけであり，修復そのものの寿命を述べたものではない．事実，米国歯科医師会雑誌に発表された報告[4]で，修復物の寿命は，修復に要した歯質の切削量，う窩の大きさ，修復物の大きさとそして術者の診断力と熟練に左右されることが明確にされている．

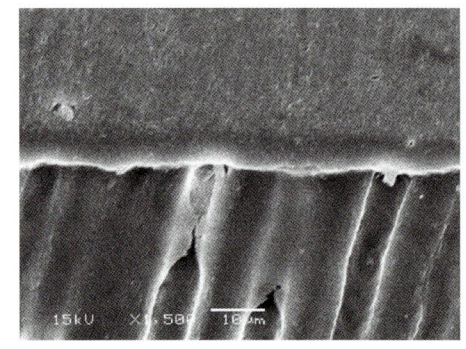

図3-10　レジン接着材料と象牙質との接着界面

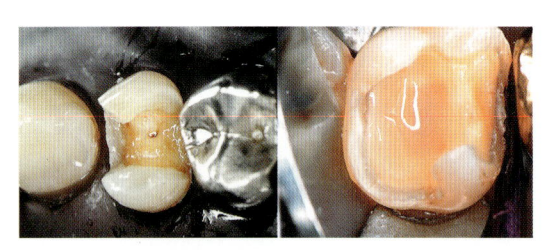

図3-11　直接覆髄に利用された接着材（左図）と象牙質窩壁全体にライナーされた低粘性レジン（右図）

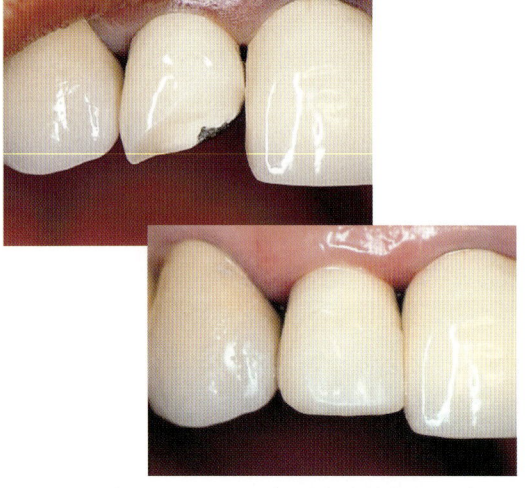

図3-12　破折したPFMC（上図）を接着とレジン材料を用いて口腔内修理した（下図）

　「金だから」「しっかりできているから」大丈夫という考えは，あくまでも口腔内で使用しない修復物単体の機械的な強さの評価をしているものであって，修復歯を含めた修復の寿命ではない．

4 歯科技工とMI

　MIの考え方が歯科技工に直接影響することはない．MIはあくまでも歯科医師の判断で実施されるものである．しかしながら，例えばレジンインレー，セラミックインレーあるいはポーセレンベニアの技工において，まずはMIの考え方を理解しておかなければ，歯科医師側の意図を理解できず，窩洞や支台歯形成への配慮について歯科医師との意見不一致に陥ってしまう．また，これら接着性修復物では，ほとんどの場合，技工室での接着前処理（内面のマイクロサンドブラスト処理など）を必要とするが，その処理を怠ったり，せっかく処理しても処理面を汚染してしまうこともある．MIに関する理解と接着性修復物の症例ではその点の打ち合わせを事前にする必要がある（図3-13）．

　さらに歯科臨床での，予防治療，保健指導について十分理解し，3DS（<u>デ</u>ンタル<u>ド</u>ラッグデリバー<u>シ</u>ステム）用トレー製作，ホームブリーチング用トレーなど，新しい歯科技工分野への対応も必要であろう（図3-14，15）．

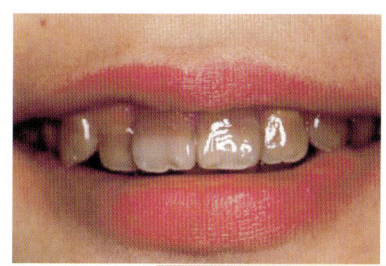

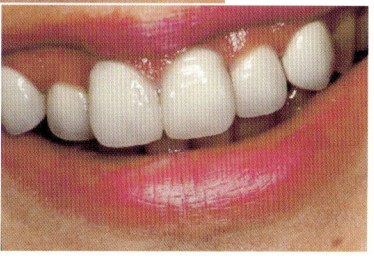

（千田　彰）

図3-13 ポーセレンベニアは，歯質削除量も少なく，審美性に優れ，修復後の患者の歓びも一段と大きい．術前（上図）と術直後（下図）のスマイルラインの違いに注目

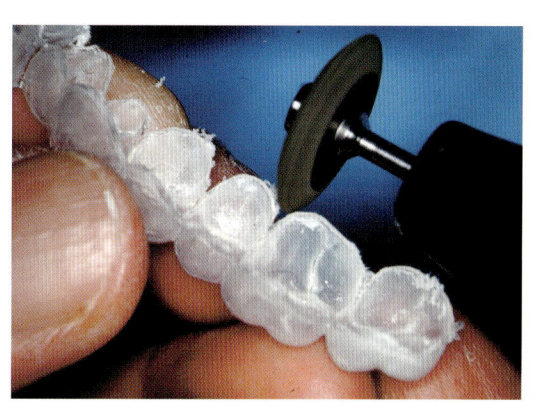

図3-14 修復治療のための技工のみでなく，新しい時代の歯科技工を考えて行かねばならない

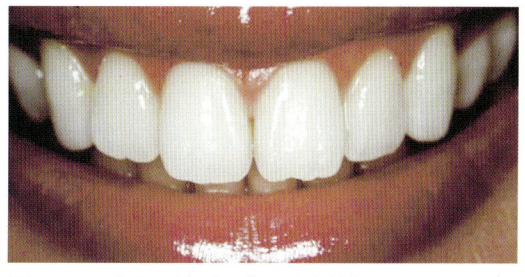

図3-15 患者の歓び，すてきな笑顔のためのMIと接着臨床（ホームブリーチング後）

文　献

1) Tyas MJ, Anusavice KJ, Frencken JoE and Mount GJ：Minimal intervention dentistry-a review, FDI Commission Project, Int Dent J, 50：1-12, 2000.
2) Buonocore MG：A simple method of increasing the adhesion of acrylic filling materials enamel surfaces, J Dent Res, 34：849, 1955.
3) 安田　登，他編著：ステップアップ接着治療，口腔保健協会，東京，2004.
4) Corbin SB and Kohn WG：The benefits and risks of dental amalgam, JADA, 125：381-388, 1994.

3章 保存系

2 どんなボンディングシステムがあるの？—セルフエッチングプライマーを中心に—

1 はじめに

歯質とコンポジットレジンの間にあって，両者を一体化させるボンディングシステムは，接着修復にとって必要不可欠である（図3-16）[1]．特に近年は性能の良いボンディングシステムの出現により，歯質への侵襲を最小限におさえたMinimal Intervention（MI）や，質の高い審美修復が可能となった[2]．同時に手順の簡略化と操作性の向上にも目が向けられ，絶えず新たな製品が生み出されることとなった（図3-16）．この章では，現在市販されているボンディングシステムを紹介し，その概略を示す．

2 ボンディングシステムの分類

接着システムは，まず前処理（エッチング）とボンディングレジン（ボンド）塗布のみの初期2ステップからスタートし，次いでこれらのステップの間に，プライミングを加えた3ステップを基本とするシステムとして確立された．この後3ステップが再び2ステップに変化した時点で，セルフエッチングプライミングとウェットボンディングに分かれた．前者ではエッチングとプライミングをひとつのステップで，後者ではプライミングとボンディングをひとつのステップで行うことになる．さらに近年，両者のうちのセルフエッチングの考え方を基にして単一ステップのボンディングシステムが開発された．これは歯面に塗布する際にはすべてが混合された状態になっており，別名オール イン ワンとも呼ばれている（図3-17，表3-1, 2）．

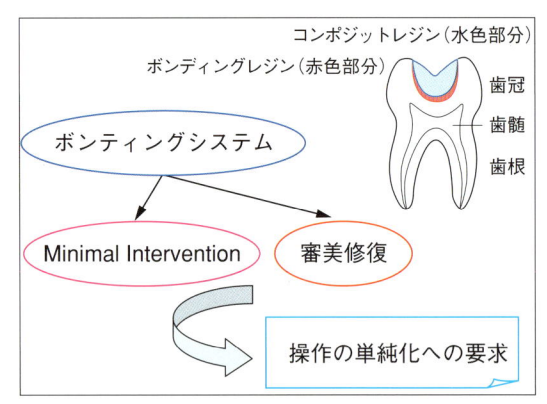

図3-16 ボンディングシステムと臨床
MIや審美の実現でさらなる機能の向上が望まれ，その結果，操作性に目が向けられる

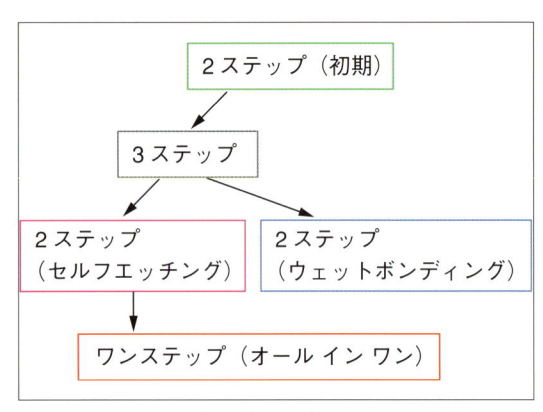

図3-17 ボンディングシステムの進化
3ステップは1990年代前半に出現，その後10年足らずでオール イン ワンが生まれた

3 歯質への接着メカニズム

エッチングでは，窩洞の切削面を覆うスミヤー

表 3-1　ボンディングシステムの分類

	チェアサイドにおける接着操作手順
初期 2 ステップ	前処理（エッチング）→ボンディング
3 ステップ	エッチング→プライミング→ボンディング
2 ステップ（セルフエッチング）	セルフエッチングプライミング→ボンディング
2 ステップ（ウェットボンディング）	エッチング→セルフプライミングボンディング
ワンステップ（オール イン ワン）	エッチング，プライミング，ボンディングを一括で

表 3-2　現在市販されているボンディングシステム一覧

初期 2 ステップ
　クリアフィル®ニューボンド（クラレメディカル），クリアフィル®フォトボンド（クラレメディカル），スーパーボンド D ライナーデュアル（サンメディカル）

3 ステップ
　スコッチボンド®マルチパーパス（3M ESPE），オールボンド 2（Bisco）

2 ステップ　セルフエッチング
　トクソーマックボンドⅡ（トクヤマデンタル），ユニフィル®ボンド（ジーシー），フルオロボンドⅡ（松風），クリアフィル®ライナーボンドⅡΣ（クラレメディカル），クリアフィル®メガボンド（クラレメディカル），クリアフィル®メガボンド FA（クラレメディカル）

2 ステップ　ウェットボンディング
　シングルボンド（3M ESPE），ワンステップ（Bisco），ワンステッププラス（Bisco）

ワンステップ（オール イン ワン）
　ワンナップボンド F（トクヤマデンタル），ワンナップボンド F プラス（トクヤマデンタル），クシーノ CF ボンド（デンツプライ三金），アブソリュート（デンツプライ三金），AQ ボンドプラス（サンメディカル），アドパープロンプトエルポップ™（3M ESPE），G-ボンド（ジーシー），クリアフィル®トライエスボンド（クラレメディカル），フルオロボンドシェイクワン（松風），トクヤマボンドフォース（トクヤマデンタル）

（歯質の切削片，水洗しても取り除けない）を脱灰除去する．スミヤー直下の脱灰象牙質（露出したコラーゲン繊維）は，プライミングを行うとボンドが浸透し易くなる（歯質の改質）．ボンディングでは，文字通りボンドを浸透・重合させる．現在よく使用されるセルフエッチングプライマーは，エッチングとプライミングに必要な成分を同時に歯質に作用させることにより，スミヤー溶解と歯質の改質を同時に行うものである（図 3-18, 19）．

4　各種ボンディングシステムの操作手順

図 3-20～24 に各グループの操作手順を示す．

5　現在使用されている製品について

現在よく用いられている 3 ステップ以降の製品について，写真とともに解説する．

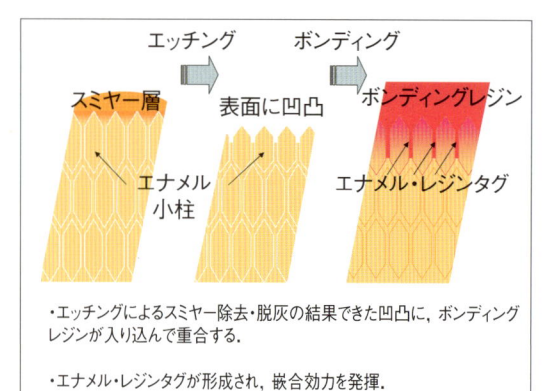

図 3-18　エナメル質への接着
ボンディングレジンによるエナメル・レジンタグの形成

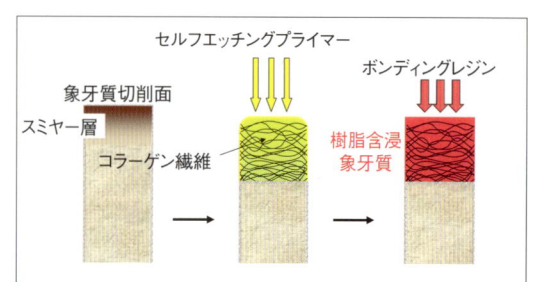

図 3-19　象牙質への接着（セルフエッチング）
樹脂含浸層形成による微細な機械的保持が基本，最近のシステムは別の力も関与するとの見方も

図 3-20　初期 2 ステップの操作手順
プライミングは組み入れられていないが，ボンディングレジンは接着促進モノマーを含有

図 3-21　3 ステップの操作手順
基本となる 3 ステップがそれぞれ独立している．前処理剤塗布後は 15～30 秒後に水洗

図 3-22　2 ステップセルフエッチングの操作手順
エッチングとプライミングを一括して行う．プライマー塗布後，10～20 秒待って乾燥

図 3-23　2 ステップウェットボンディングの操作手順
エッチングは独立しており，プライミングとボンディングを一括して行うシステム

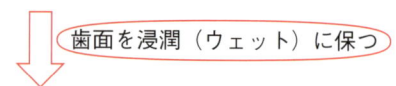

3 章　保存系

```
       ワンステップ

   セルフエッチング
              プライミングボンディング

   （セルフエッチングプライマーボンディング
       レジン塗布→乾燥→光照射）
```

図3-24 ワンステップの操作手順
すべてを一括して行うシステム．ボンディングレジン塗布後，20秒程の放置時間が必要

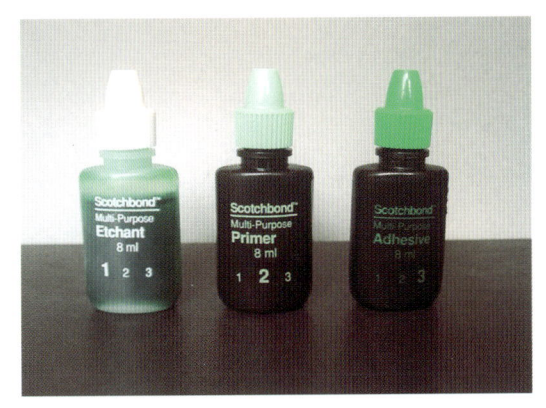

図3-25 スコッチボンドマルチパーパス
各ステップワンボトルから成る（3M）

❶ 3ステップ

接着に必要な各ステップをそのまま再現している（図3-25）．

❷ 2ステップ

1．セルフエッチングプライミング（図3-26〜30）

セルフエッチングプライマーは，2ボトルの液を等量混和して歯面に塗布するタイプと始めからワンボトルのものとあるが，近年はワンボトルが主流である．ボンドは別ボトルである．術者による影響が少なく最も安定した接着が得やすいグループであり，長年多用されている．

2．ウェットボンディング（図3-31）

ボンドの乾燥時，成分中の揮発溶媒の蒸散により象牙質中の水とボンドを置換するシステム．エッチングの後に歯面を湿潤状態に保つという技術的に難しい点もある．日本よりも欧米にてよく用いられるシステムである．

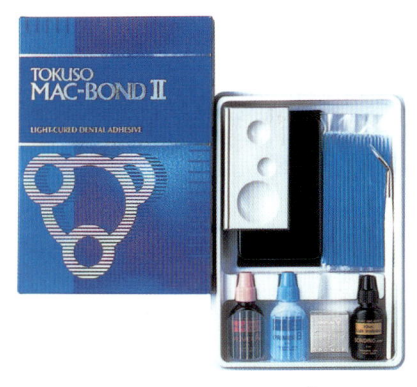

図3-26 トクソーマックボンドⅡ
プライマーは2ボトルを等量混合して用いる（トクヤマデンタル）

❸ ワンステップ（オール イン ワン）

現在は最も製品の種類が多い．開発当初は2ボトルを混和し塗布するタイプが主流だったが，その後，ボトルやアプリケーターに工夫を凝らした製品も出現している．現在ではワンボトルの製品が多くなってきている．操作法に関しては，ボンディングレジン塗布時のこすり塗りやエアーブロー強弱等の細かな指定があり，これらを忠実に再現することによって最大限の機能が発揮される（図3-32〜38）．

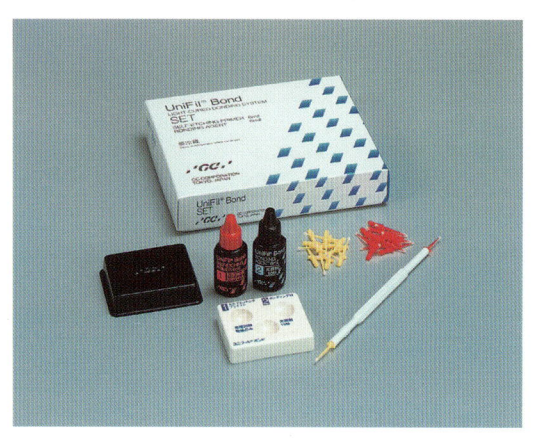

図3-27　ユニフィル®ボンド
プライマーはワンボトルなので操作が簡便である（ジーシー）

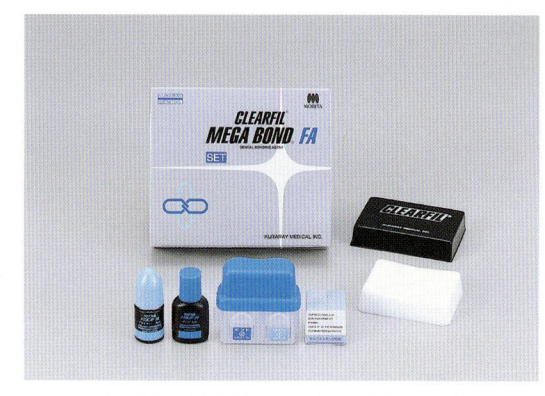

図3-30　クリアフィル®メガボンドFA
メガボンドに抗菌性モノマーとフッ素徐放性フィラーを添加したもの（クラレメディカル）

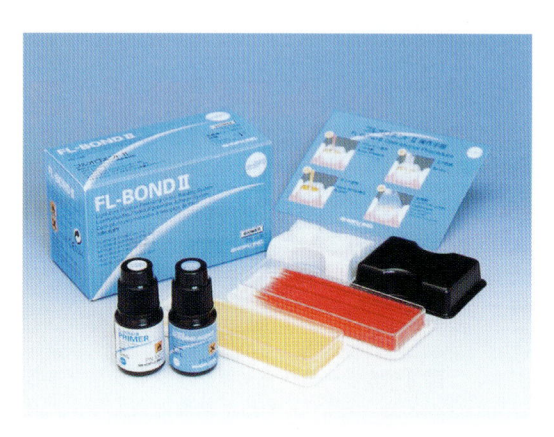

図3-28　インパーバフルオロボンドⅡ
プライマーはワンボトル．フッ素徐放性とエックス線造影性を有する（松風）

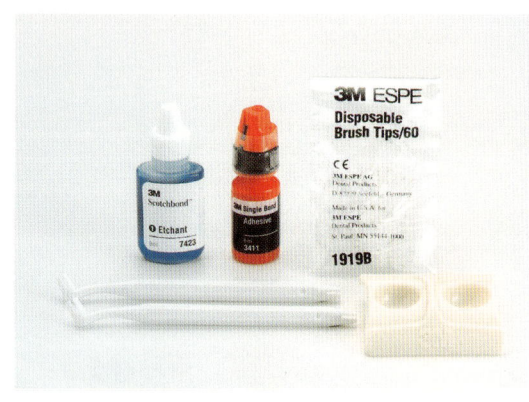

図3-31　シングルボンド™
エッチング剤は35％正リン酸，揮発溶媒としてエタノールを使用している（3M ESPE）

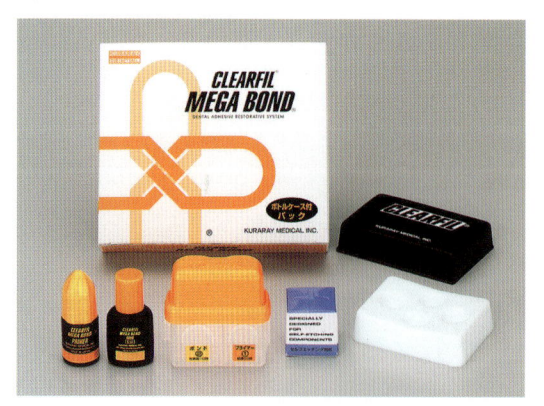

図3-29　クリアフィル®メガボンド
プライマーはワンボトル．金属，ポーセレン接着にも対応（クラレメディカル）

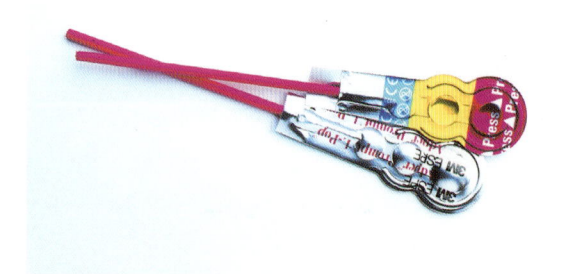

図3-32　アドパープロンプトエルポップ™
隔離された二液とアプリケーターが一体になっている（3M ESPE）

30　3章　保存系

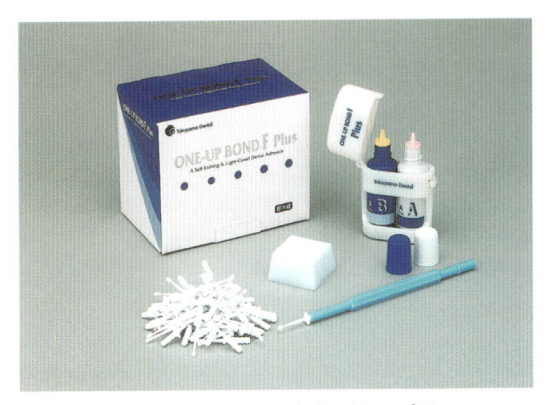

図3-33 ワンナップボンドFプラス
2ボトルで等量を混和して用いる．フッ素徐放性を有する（トクヤマデンタル）

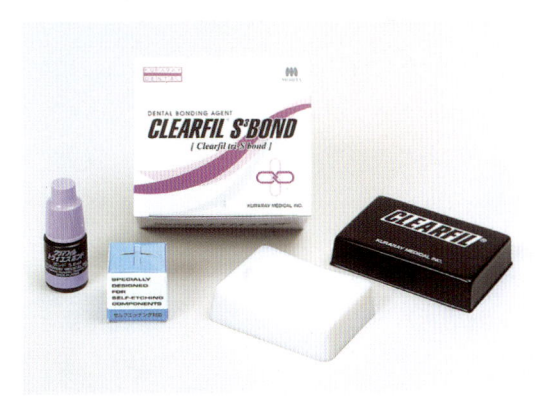

図3-36 クリアフィル® トライエスボンド
ワンボトルのシステム．使用法は簡便（クラレメディカル）

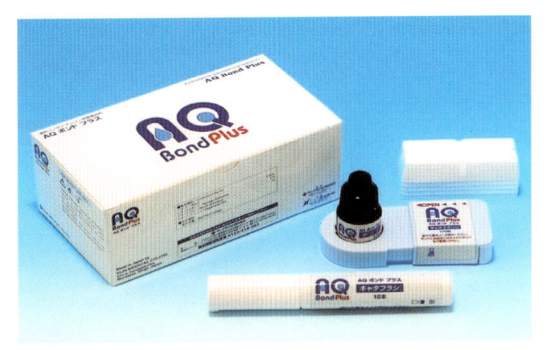

図3-34 AQボンドプラス
専用のアプリケーターまたはエポンジュを用いる．ボンド被膜が薄い（サンメディカル）

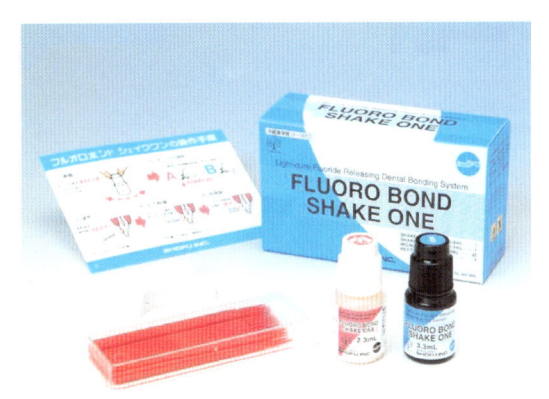

図3-37 フルオロボンドシェイクワン
2ボトルのシステム．フッ素徐放性を有する（松風）

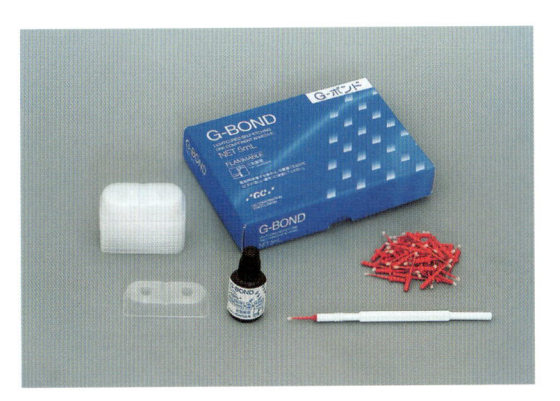

図3-35 G-ボンド
ワンボトルのシステム．使用法は簡便（ジーシー）

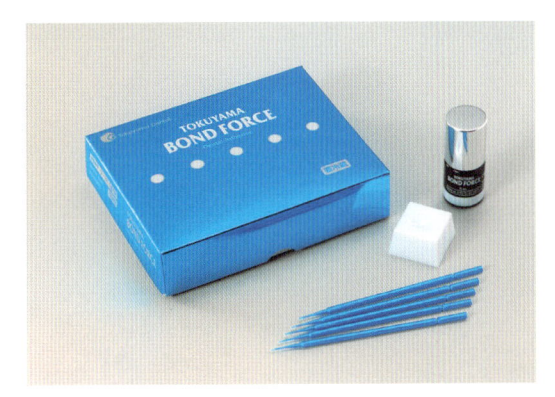

図3-38 トクヤマボンドフォース
ワンボトルのシステム．使用法は簡便（トクヤマデンタル）

6 終わりに

　今回あげたボンディングシステムは，いずれも現時点で各社の持てる技術力を結集した製品である．しかし時が経てば，さらに進んだ技術をもって新たなシステムが開発されることになる．これら製品群から症例にあったものを選択するのは至難の技であるが，接着修復に関わる者は知識と情報を新たにすることが常に求められよう．

（中沖靖子，佐野英彦）

文　献

1) 野口八九重，藤井辨次，細田裕泰，山下　敦：接着歯学，医歯薬出版，東京，2002．
2) 吉山昌宏,山路公造：象牙質まで及ぶ疾病2　いかにして必要最小限かつ十分な処置を行うか，別冊Quintessence 現代の治療指針, YEAR BOOK, 2007．

3章　保存系

3　コンポジットレジン修復の接着手技と器材を理解しよう

1　接着システム

　コンポジットレジンの歯質に対する接着に用いられる接着システム[1〜5]は，基本的には歯面処理剤，プライマー，ボンディング材の3ステップからなる．処理時間の短縮，操作法の簡易化を目指して改良，改善が重ねられ，現在は2ステップあるいは1ステップのシステムが主流となっている．

1　歯面処理剤

　1955年にBuonocore[6]がリン酸でエナメル質をエッチングし，アクリリックレジンを歯質へ接着させる方法を提唱した．

　通常は35〜40％のリン酸がよく使われるが，65％と高濃度のものもありさらには10％前後の低濃度のものも使われている．3％塩化第二鉄含有10％クエン酸は，4-META系の接着性レジンで使用される．

　歯面塗布範囲を識別できるように赤，青，緑等に着色されており，さらに不必要な部分に垂れて流れたりしないよう粘性が付与されている．処理時間としては30〜60秒が多いが，最近は治療時間を考慮して短縮傾向になっている．

　本処理により

　1．エナメル質のスミヤー層は，溶解除去され小柱構造に基づく凹凸が形成され蜂巣構造となる．

　2．象牙質でもスミヤー層は溶解除去され，さらに表層部が脱灰され象牙細管は開口し，コラーゲン線維層が表面に露出する．この層は水洗後の乾燥によって収縮し，その後のプライマー処理でもボンディングレジンを十分に浸透させるのは困難とされており，リン酸による前処理を行う接着システムでは水洗後に十分乾燥せず，水分を保ったままでプライマー処理を行うウェットボンディング・システム（図3-39）が推奨されている．

　本処理の効果を要約すると以下の通りとなる．
　1）スミヤー層の溶解除去
　2）ヌレ性の向上
　3）被着歯面の極性化作用（被着歯面が極性化し，ボンディング材の極性基と水素結合する）
　4）歯面粗造化による機械的嵌合効力の向上
　5）樹脂含浸層形成による接着強さの向上

2　プライマー

　歯質とボンディング材との浸透性，親和性を高め，接着性の向上を図る歯面改質剤で，エッチング歯面に対しボンディング材塗布前に行う．5％グルタールアルデヒドと35％HEMA含有のGLUMA[7,8]プライマーが報告されて以来研究が重ねられ，HEMA，接着性レジンモノマーを水，アセトン，エタノールに溶解したものがよく用いられている．塗布後は水洗せずに乾燥のみを行う．本処理により脱灰された象牙質表面に露出したコラーゲン繊維の収縮を防ぐ事ができ，ボンディングレジンの浸透が促進され，接着性が向上するといわれている．

3　ボンディング材

　ベースレジン（BIS-GMA，TEGDMA等）に

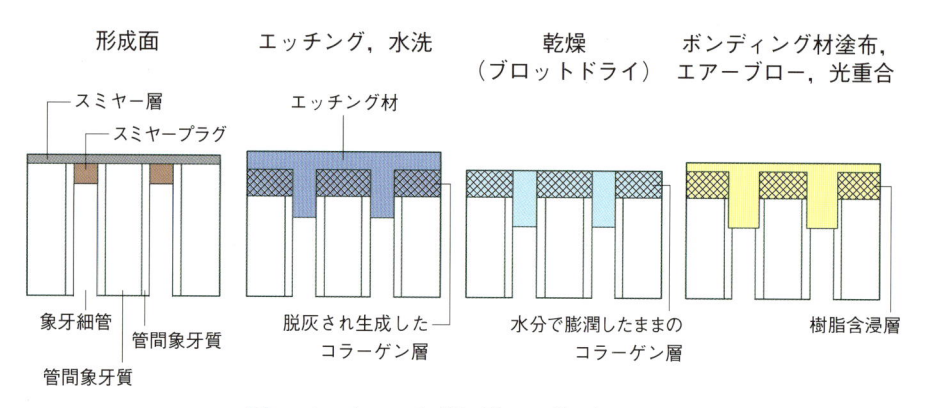

図3-39 ウェットボンディング・システム

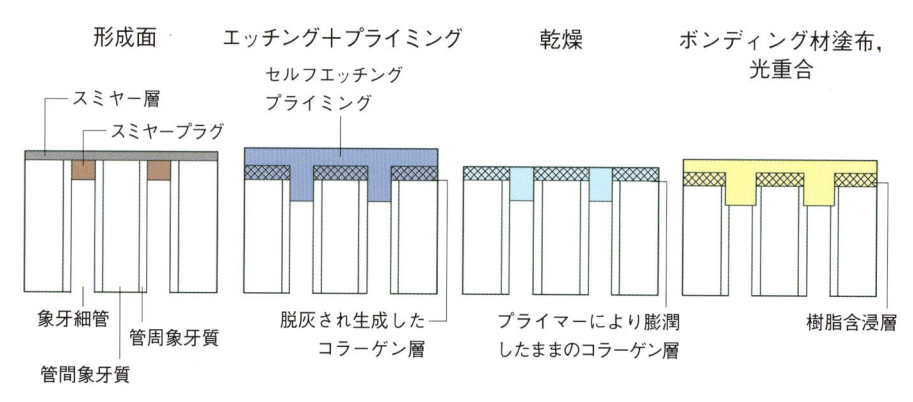

図3-40 セルフエッチングプライマー・システム

HEMAやPhenyl-P等リン酸エステル系あるいは4-META等カルボン酸系の接着性モノマー，カンファーキノン等の光重合触媒，還元剤等が配合されている．フィラーを配合して物性の向上を図っており，ワンボトルの光重合タイプのものが多い．

④ セルフエッチングプライマー（図3-40）

酸処理とプライマー処理を同時に行える処理液で，メーカーにより時間は異なるが，10〜30秒塗布後水洗はせず乾燥のみを行う[9]．ワンステップ簡略化されており，治療時間の短縮，操作法の簡易化につながっている．各メーカーが独自に開発した接着性モノマー，HEMA，カンファーキノン，水等を含む液体である．通常は2ボトルで市販されており，使用直前に1滴ずつ採取して用いる．

接着性レジンモノマーのカルボキシル基やリン酸基により，酸性となりエッチング効果を現す．pHは1〜2の強酸性である．脱灰量はリン酸等の従来の歯面処理剤に比べはるかに少ない．エナメル質，象牙質双方を同時に処理できいずれに対しても高い接着強さが得られているが，エナメル質に対する接着強さが十分でないともいわれている．

エナメル質を含む窩洞ではエナメル質のみをリン酸等で処理し，水洗乾燥後セルフエッチングプライマーで処理する方法が推奨されている[10]．

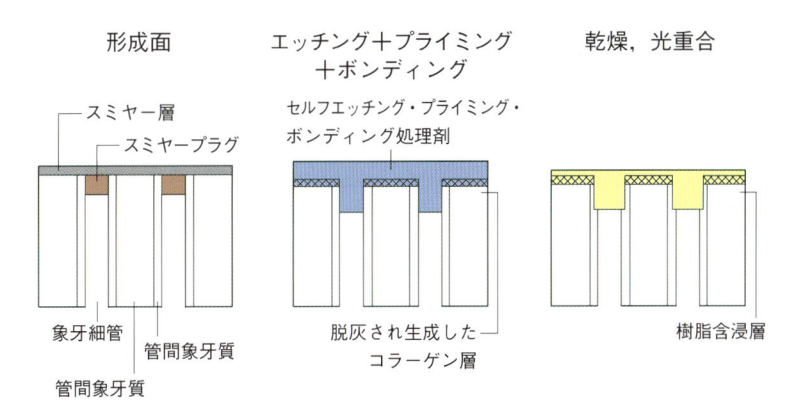

図 3-41 セルフエッチングプライミング・ボンディング・システム（ワンステップ・システム）

❺ セルフエッチングプライミング・ボンディング処理剤（1液性処理剤）（図 3-41）

1．ワンステップタイプの接着材

最近各メーカーともセルフエッチングプライマーに，さらにボンディングレジンを加えたオールインワンタイプの1液性のセルフエッチングプライミング・ボンディング処理剤を開発，市販している．エッチング，プライミング，ボンディング処理を1回で行ってしまい，乾燥後光重合する．

成分は酸性モノマー，水，HEMA，ジメタクリレート等からなっている．しかしこのタイプは，セルフエッチングプライマーとボンディング材の従来の2ステップシステムと比較すると，接着強さが劣るといわれている[11]．

2．接着性レジンシステム

現在市販されている接着性レジンシステムには，次のようなものがある（図 3-42〜54）．

1．ウェットボンドシステム
 1）シングルボンド™（3M ESPE）
 2）ワンステップ（Bisco）
2．セルフエッチングプライマー・システム
 1）インパーバフルオロボンドⅡ（松風）
 2）クリアフィルメガボンド（クラレ）

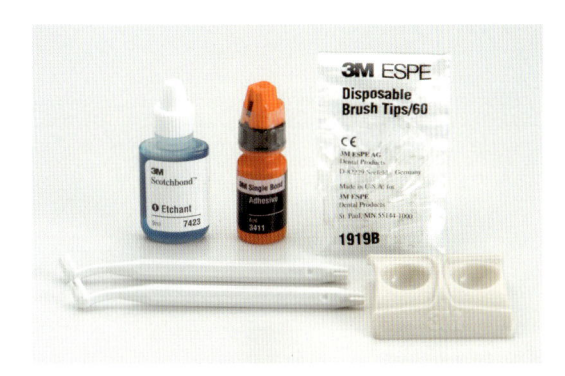

図 3-42 シングルボンド™（3M ESPE）

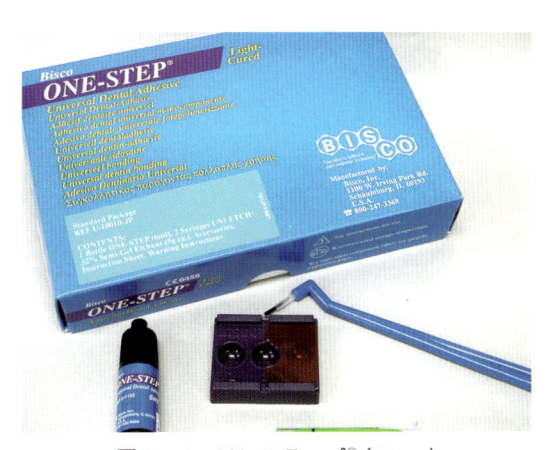

図 3-43 ワンステップ®（Bisco）

 3）ユニフィルボンド（ジーシー）
3．セルフエッチングプライミング・ボンディング・システム（ワンステップ・システム）

3 コンポジットレジン修復の接着手技と器材を理解しよう

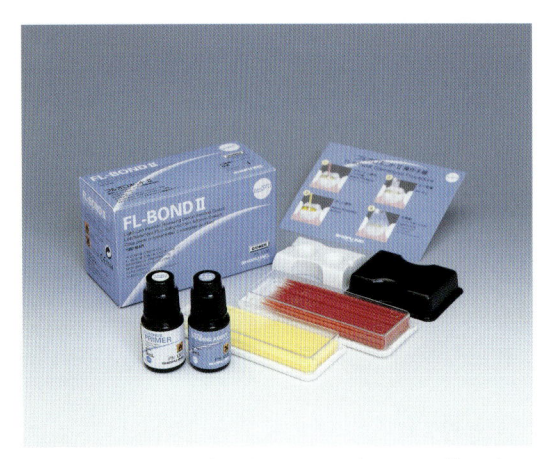

図 3-44　インパーバフルオロボンドⅡ（松風）

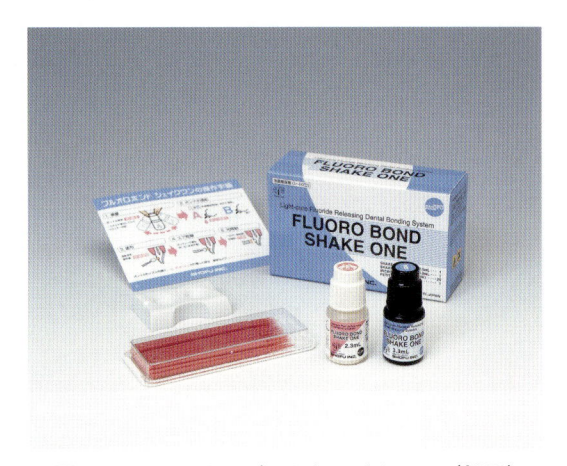

図 3-47　フルオロボンドシェイクワン（松風）

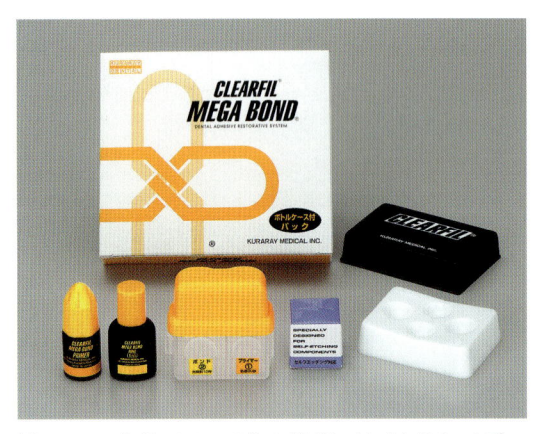

図 3-45　クリアフィル®メガボンド（クラレメディカル）

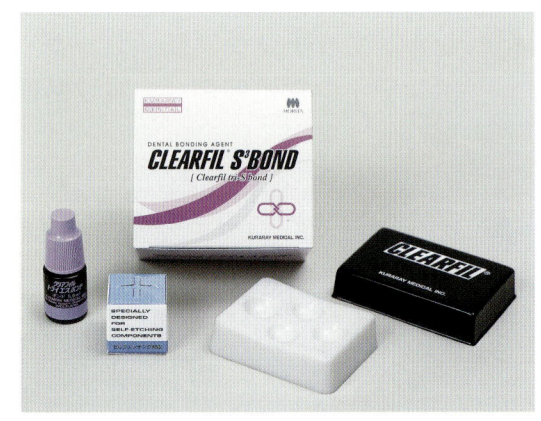

図 3-48　クリアフィル®トライエスボンド（クラレメディカル）

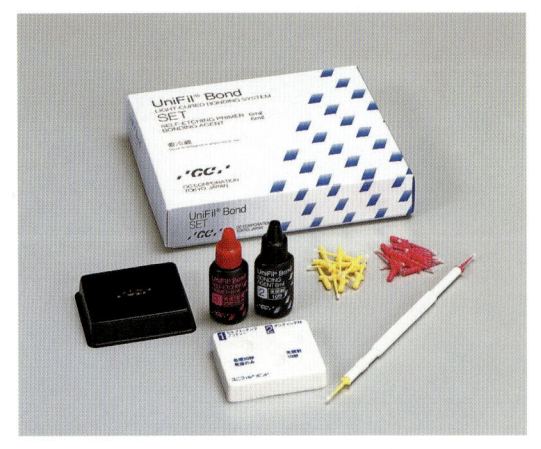

図 3-46　ユニフィル®ボンド（ジーシー）

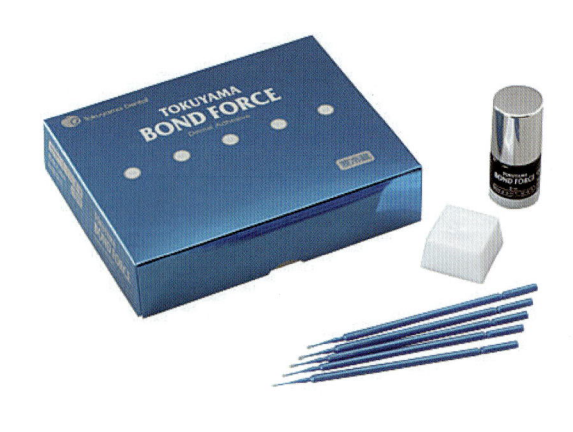

図 3-49　トクヤマボンドフォース（トクヤマデンタル）

1）フルオロボンドシェイクワン（松風）
2）クリアフィルトライエスボンド（クラレ）
3）トクヤマボンドフォース（トクヤマ）
4）Gボンド（ジーシー）
5）iボンド™（ヘレウスクルツァー）
6）AQボンドプラス（サンメディカル）
7）アブソリュート2（デンツプライ三金）
8）アドパープロンプトエルポップ™（3M ESPE）

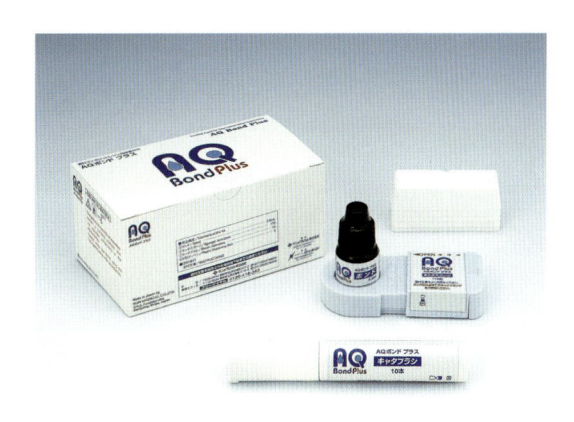

図3-52　AQボンドプラス（サンメディカル）

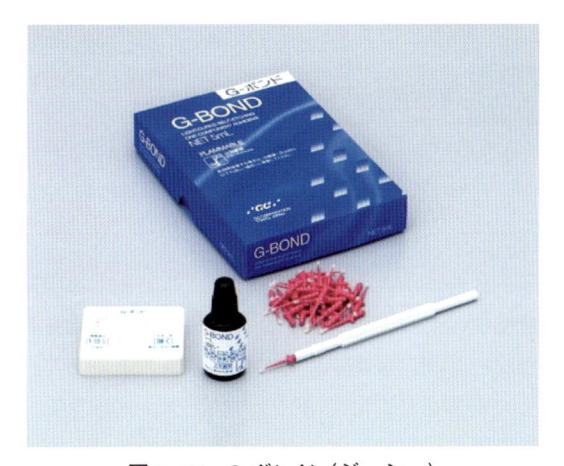

図3-50　Gボンド（ジーシー）

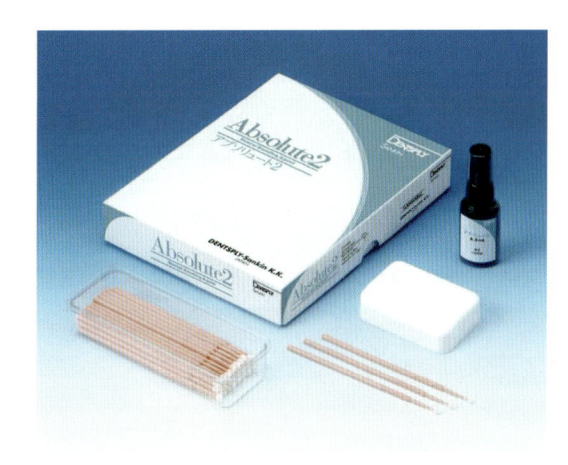

図3-53　アブソリュート2（デンツプライ三金）

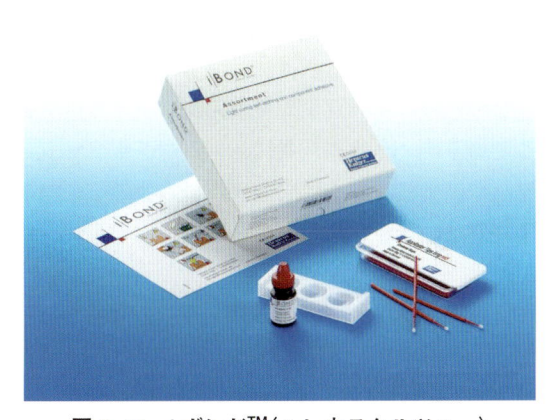

図3-51　iボンド™（ヘレウスクルツァー）

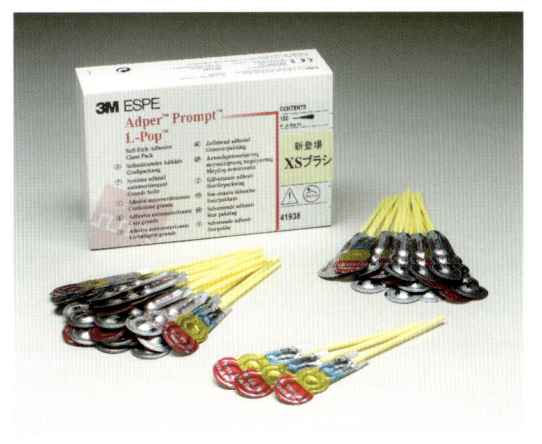

図3-54　アドパープロンプトエルポップ™（3M ESPE）

3　コンポジットレジン修復の接着手技と器材を理解しよう　37

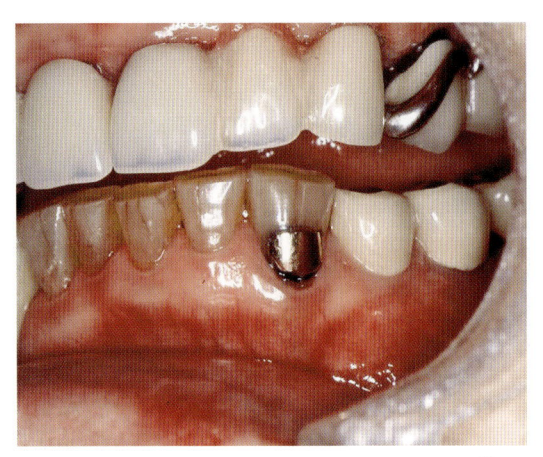

図 3-55　ゴールドインレー修復下の二次う蝕

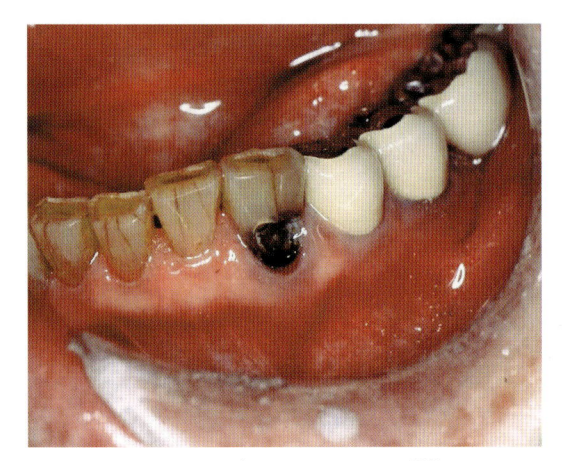

図 3-56　ゴールドインレー脱離

2　組成

これまで研究開発された接着性モノマーには，次のようなものがある．

1．カルボン酸系モノマー
　1）4-MET
　2）4-META
　3）4-AETA
　4）MAC-10
2．リン酸エステル系モノマー
　1）Phenyl P
　2）MDP

3　臨床症例

インパーバフルオロボンドⅡによる，下顎左側犬歯歯頸部5級窩洞二次う蝕に対する修復症例を呈示する（図3-55～64）．

コンポジットレジン填塞前に，コンポジットレジン重合収縮応力の緩和と填塞操作性，窩壁適合性の向上等を目指して，フロアブルレジンを注入填塞し光重合させコンポジットレジン填塞の下地にすることがあるが，今回は行っていない．

4　接着強さ

セルフエッチングプライマー処理を行ったA社製品と，B社製品の歯質（牛歯）に対する3年後までの引張り接着強さを示した．

A社製品はエナメル質に対しては，3年後の接着強さは24時間後の接着強さと有意差は見られなかったが，象牙質に対しては低下していた．エナメル質をリン酸で30秒エッチング処理を追加したのち，同様のボンディング処理を行うと，24時間後はもちろん，3年後でも大きな接着強さが測定された（図3-65）．

B社製品はエナメル質，象牙質とも3年後も大きな接着強さが測定された（図3-66）[13]．

なお，これら測定値は健康歯質に対する接着強さであるが，う蝕象牙質に対するコンポジットレジンの接着強さは，健康象牙質に対する接着強さより有意に低いといわれている[14]．

（小松正志）

文　献
1）日本接着歯学会：接着歯学，医歯薬出版，東京，2002．
2）田上順次，千田　彰，奈良陽一郎，桃井保子：保

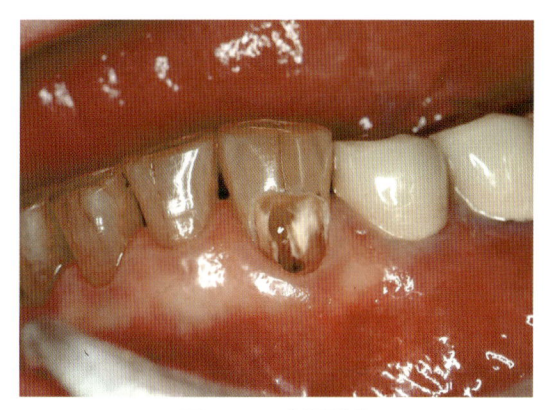

図 3-57 窩洞形成

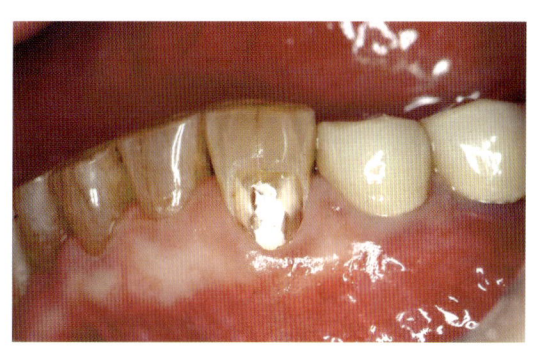

図 3-58 水酸化カルシウム製剤による裏層

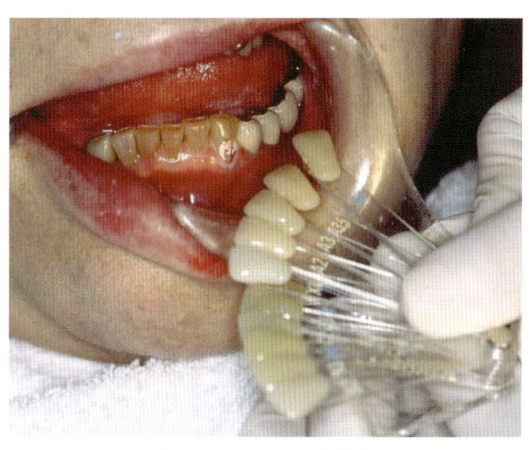

図 3-59 シェード選択

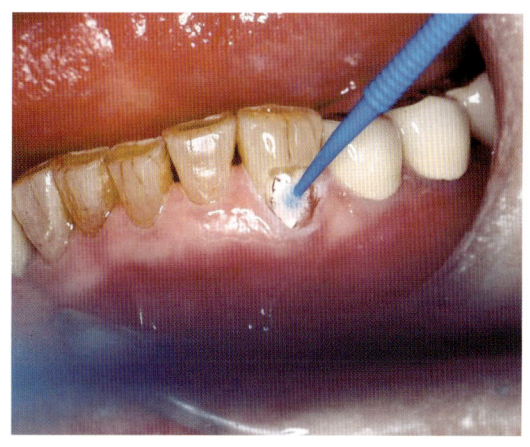

図 3-60 セルフエッチングプライマー処理，乾燥

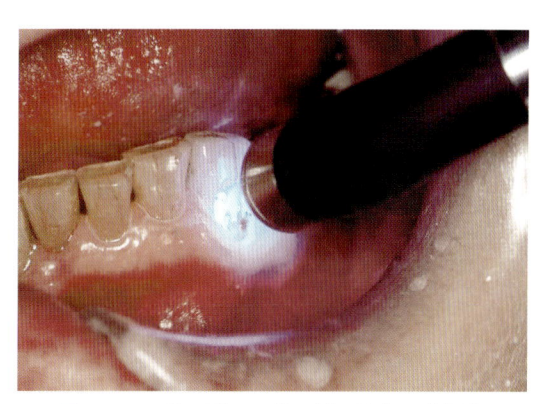

図 3-61 ボンディングレジン塗布，光重合

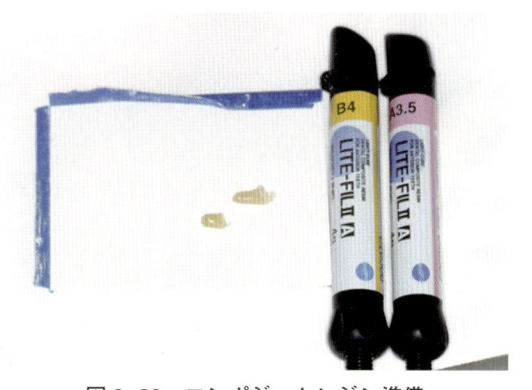

図 3-62 コンポジットレジン準備

3 コンポジットレジン修復の接着手技と器材を理解しよう 39

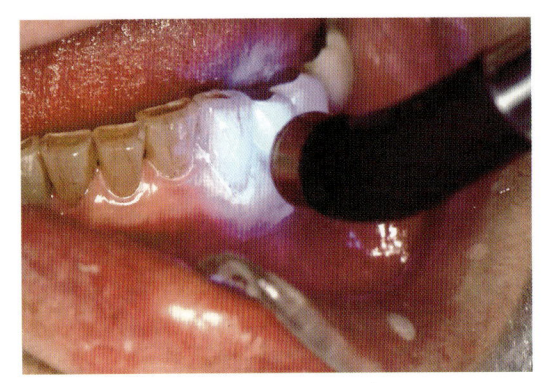

図 3-63 コンポジットレジン塡塞，光重合

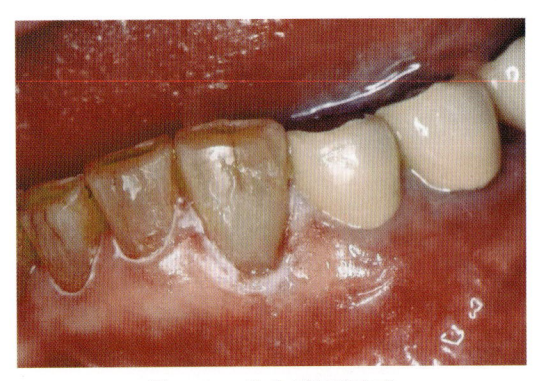

図 3-64 仕上げ研磨完成

E：エナメル質
　E（＋）リン酸エッチング 有り
　E（－）リン酸エッチング 無し
D：象牙質

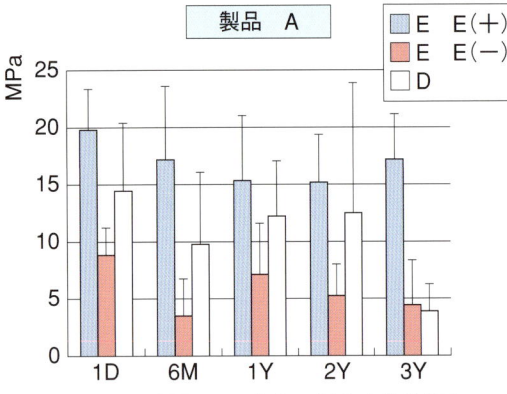

図 3-65 製品 A の牛歯に対する接着強さ

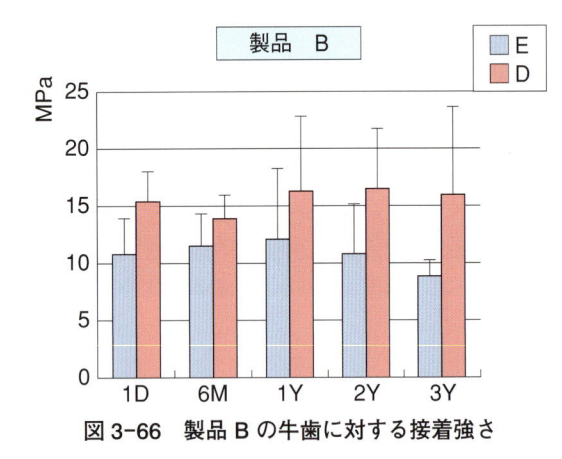

図 3-66 製品 B の牛歯に対する接着強さ

存修復学 21，第三版，永末書店，東京，2006．
3) 平井義人，寺中敏夫，寺下正道，千田　彰：保存修復学第 5 版，医歯薬出版，東京，2007．
4) 加藤喜郎：新しいコンポジットレジン修復，口腔保健協会，東京，2005．
5) 伊藤和雄：接着性コンポジットレジン修復，医歯薬出版，東京，2000．
6) Buonocore, M G：A simple method of increasing the adhesion of acrylic filling materials to enamel surfaces, J Dent Res, 34：849-853, 1955.
7) Munksgaard EC and Asmussen E：Bond strength between dentin and restorative resins mediated by mixture of HEMA and glutaraldehyde, J Dent Res, 63：1087-1089, 1984.
8) Komatsau M and Finger W：Dentin bonding agents：correlation of early bond strength with margin gaps, Dent Materials, 2：257-262, 1986.
9) 猪越重久：象牙質　酸処理面への処理（プライマー），歯界展望　別冊，27-33, 1997．
10) 小松正志：接着性コンポジットレジンの長期臨床成績，東北大歯誌，22：51-52, 2003．
11) 吉山昌宏：1 ステップ接着システム その現状と課題，ザ・クインテッセンス，23：79-83, 2004．
12) 田中久美子，土居潤一，高畑安光，西谷佳浩，山路公造，糸田俊之，吉山昌宏：セルフエッチング接着システムの脱灰および再石灰化象牙質に対する接着性，接着歯学，25：12-18, 2007．
13) 小松正志：接着性コンポジットレジン修復における歯質との接着，接合，東北大歯誌，18：122-143, 1999．
14) 吉山昌宏，松尾敬志：象牙質による接着の違い，歯界展望　別冊，42-45, 1997．

3章 保存系

4 コンポジットレジンインレーの術式，接着操作を理解しよう―レジンコーティング法

1 概要

コンポジットレジンインレー修復法（Indirect Resin Composite Inlay Restoration（間接法コンポジットレジン修復法））は，コンポジットレジン修復（直接法）の重合収縮，形態付与や研磨の困難さ，咬合面や隣接面における咬耗，摩耗ならびに歯肉側窩縁における封鎖性などの諸問題を解決するために導入された．

コンポジットレジン修復法（直接法）の欠点
①重合収縮が生じる．
②耐摩耗性に難がある．
③ホワイトマージン，褐線が生じることがある．
④着色，変色傾向がある．

2 利点

1．重合収縮に起因する諸問題の解決
窩洞外で重合収縮が完了しているため，
①側壁，窩底に間隙（コントラクションギャップ）が生じない
②辺縁封鎖性が向上する（特に歯肉側窩縁）
③ホワイトマージンが生じない
2．機械的強度，耐摩耗性，色調安定性，寸法安定性の向上
加熱により重合率が高くなるため，理工学的諸性質が向上する．
3．適切な解剖学的，機能的形態の付与
作業模型上で技工操作できるため，個々の歯の形態付与，仕上げ・研磨，調整ができる．

4．適正な接触点，隣接面形態の回復
技工操作により適切な形態が付与できる．特に直接法では操作困難な臼歯遠心隣接面窩洞などの症例が当たる．

3 欠点

1．健全歯質切削量の増大
窩洞が深く，外形が広くなる．
2．セメント層の介在
セメントの摩耗によるギャップが生じる．
3．来院回数の増加
作業工程が多くなり，2回以上の来院が必要となる．
4．修復物辺縁の調整が不可能
メタルインレーのように，修復物辺縁を調整して適合性を改善することはできない．

4 適応症・禁忌症

1．適応症
直接法コンポジットレジン修復法とほぼ同一であるが，咬合のストレスが加わる部位や，咬耗しやすい部位に用いられる．
①小臼歯，大臼歯の1級，1級複雑窩洞
②2級窩洞（MOD窩洞を含む）
③5級窩洞，くさび状欠損
④直接法による修復が困難な症例（例：上顎第二大臼歯遠心面の窩洞）
2．禁忌症
①多数歯にわたる修復

②習慣性ブラキシズムの患者
③大臼歯の機能咬頭の修復

5 コンポジットレジンインレー窩洞の特徴

1．窩洞外形（図3-67，68）
対合歯との接触部を避けて設定する．通常のメタルインレー窩洞よりやや幅広く設定する．隣接面窩洞では頰側への拡大は，接触点をわずかに越える程度とし，歯肉側は歯肉縁上に設定する．

2．保持・抵抗形態
保持はセメントの接着力に依存する．窩洞の深さは小窩部で健康象牙質内に1.5mm，平均約2mmで，メタルインレーよりやや深めにする．
応力の集中を避けるため，窩洞の隅角部はすべて丸みをもたせる．

3．便宜形態
外開きは，メタルインレーより強めにする．

4．窩縁形態
窩縁斜面は付与せず，バットジョイントにする．
※隣接面のスライスカットは禁忌である．

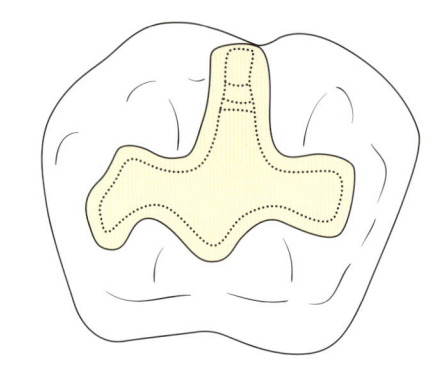

図3-67　1級複雑窩洞

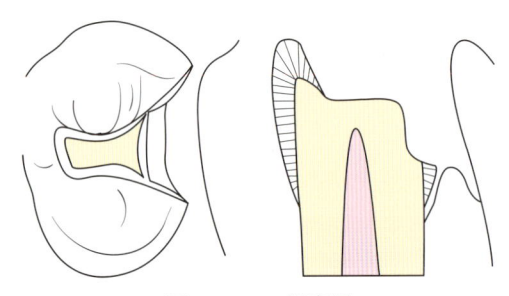

図3-68　2級窩洞

6 加熱処理の意義

コンポジットレジン中の未反応モノマーを加熱することにより重合を促進させ，物性を向上させる．

1．圧縮強さ，曲げ強さ，引張り強さ，ヌープ硬さは共に向上し，約100〜140℃でピーク値に達する．
2．同一組成のコンポジットレジンより優れた縁端強さを示す．
3．耐摩耗性が向上する．
4．吸水は減少する傾向になる．
※加熱処理温度が高すぎたり，加熱時間が長すぎると脆くなり曲げ強度が低下する．加熱は約100〜120℃，15〜30分が推奨される．

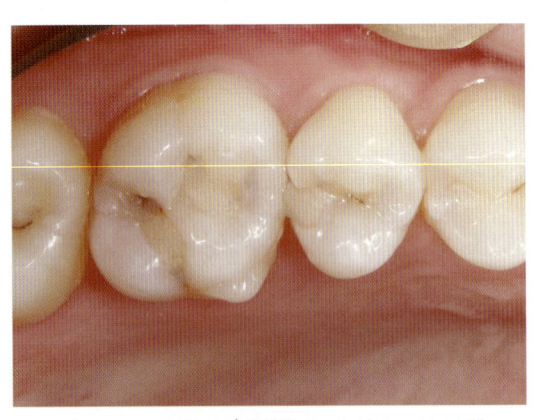

図3-69　症例65 隣接面に生じた二次う蝕

7 一般的な手順（2級窩洞）

症例：上顎右側第二小臼歯および第一大臼歯の二次う蝕（図3-69）

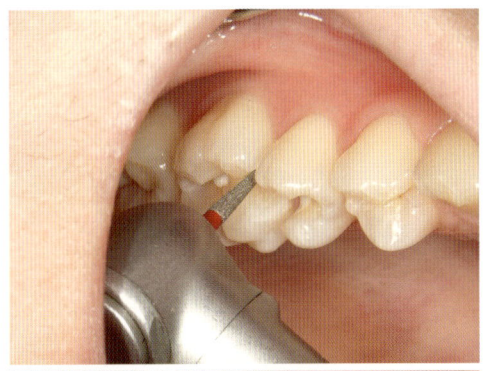

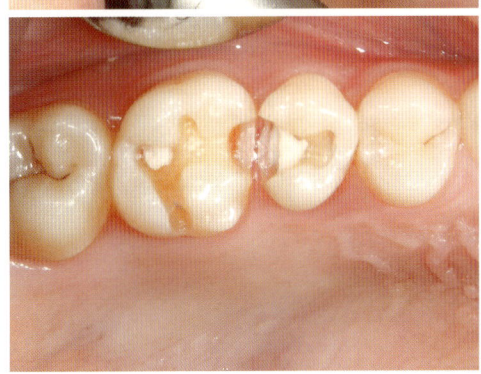

図 3-70　窩洞形成

図 3-71　レジンコーティング法

　1．窩洞形成（図 3-70）
　粗いポイントによる形成は精密模型からの撤去を困難にするため，窩壁はファインダイヤモンドポイントで滑沢に仕上げる．
　2．シェードテイキング
　3．レジンコーティング（図 3-71）
　レジンコーティング法とは，窩洞形成後，切削面を専用のコーティング材，あるいは直接法で用いるボンディングシステムと低粘性レジン，またはフロアブルレジンで被覆する方法で，以下のような長所がある．
　1）象牙質―歯髄複合体の保護
　窩洞形成により切断された象牙細管は歯髄と交通しており，仮封材の脱落あるいは漏洩により汚染される可能性がある．切削された象牙質面に樹脂含浸層を形成し，低粘性レジンで被覆することにより，修復物装着までの間歯髄を保護すること

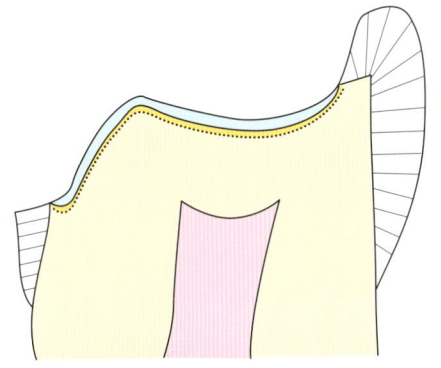

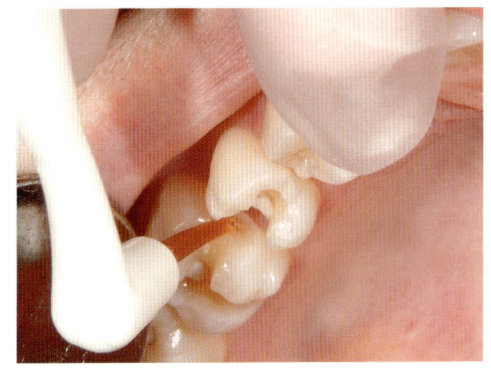

ができる．また，仮封材撤去時の疼痛も回避できる．
　2）レジンセメントの象牙質窩壁に対する接着性の向上
　現在の直接法で用いるボンディングシステムの象牙質への接着性は極めて良好であるため，レジンセメントの象牙質接着性を改善する．
　3）辺縁封鎖性，窩壁適合性の向上
　レジンコーティング層は形成面に強固に接着しているため，漏洩はほとんど回避することができる．また，レジンセメントとコーティング面のなじみも良いため，窩壁適合性が改善される．
　エナメル質窩縁部のレジンコーティング面は，印象前に再度形成してエナメル質を露出させることを推奨する考えもある．
　4．印象採得
　印象は通常シリコーン系印象材を用いるが，レ

4　コンポジットレジンインレーの術式，接着操作を理解しよう―レジンコーティング法　43

ジンコーティング法を用いた場合は，未重合レジンがシリコーン印象材の重合を阻害するため，印象採得前にアルコール綿花で拭掃する．また，硬化間もないグラスアイオノアーセメントで裏層した窩洞を寒天で印象すると，石膏模型面の荒れの原因になる．

5．仮封

ユージノール系セメントの使用は，装着時のレジン系セメントの重合を阻害するため，即時重合レジンで暫間インレーを作製し，非ユージノール系セメントで仮着することが望ましい．レジンコーティング法を施した場合は形成面汚染の心配はないので，水硬性セメントでも可能である．

6．コンポジットレジンインレーの製作

術前，および窩洞形成後の口腔内写真は歯科技工士が，適正な形態と色調を与えるための情報として有用である（図3-72）．

1）離型剤の塗布

シリコーン系，あるいはアルギン酸系分離剤を塗布する．

2）コンポジットレジンの築盛と光重合

本症例のように，白色のグラスアイオノマーセメントで大きく裏層した場合は，口腔内写真の情報を基に，グラスアイオノマーセメントの色調を遮蔽するためにオペーカスデンティンを一層築盛する（図3-73）．他の部分は下層にデンティン色（図3-74），表層にエナメル色（図3-75），を用いる．マージン部はやや厚めに盛る．光重合は築盛ごとに行い，最終光重合時は空気との接触を避けるためにエアーバリアーを塗布する．

3）加熱重合硬化（約100〜120℃，15〜20分間）

インレー体を加熱処理してレジンの重合を確実にする．

4）インレーの離型と分離剤の除去

注水下，ブラシ等で十分に取り除く．

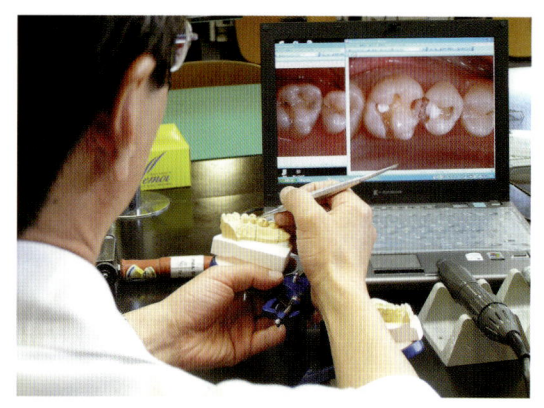

図3-72　歯科技工士への情報提供

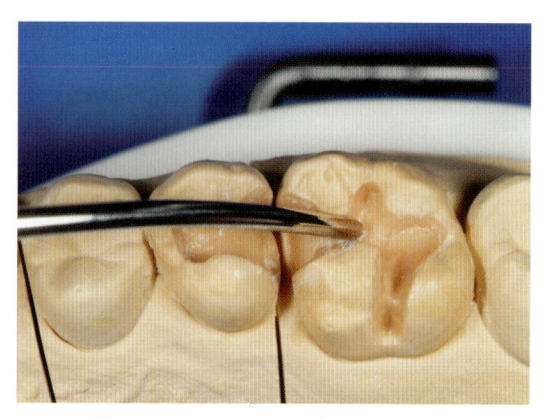

図3-73　オペーカスデンティの築盛

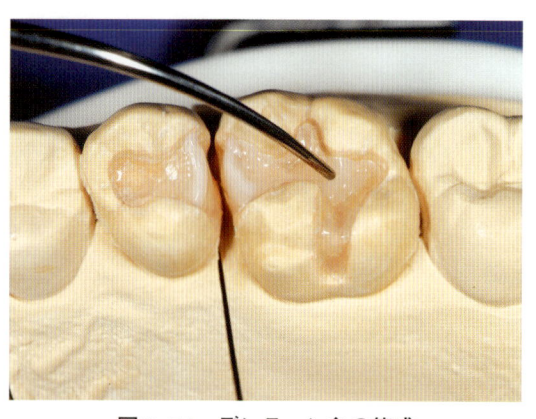

図3-74　デンティン色の築盛

5）仕上げ・研磨

模型上で，ファインダイヤモンドポイントやカーバイドバーを用いて接触点の調整，形態修正，

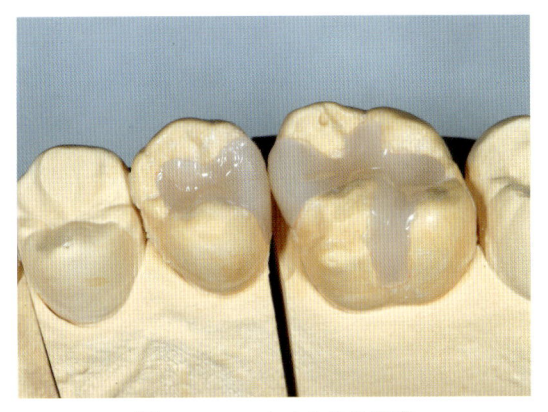

図 3-75　エナメル色の築盛

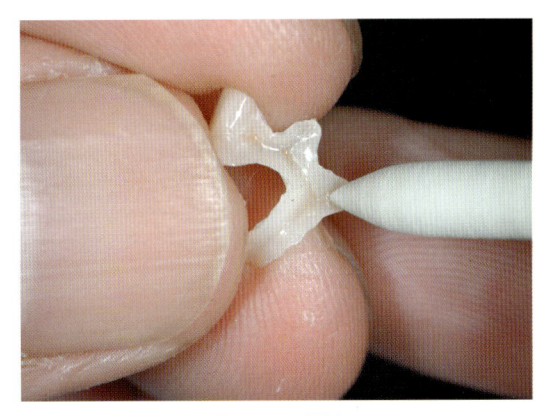

図 3-77　研磨

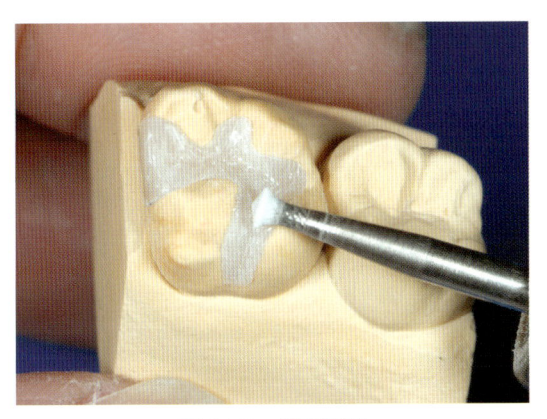

図 3-76　溝の調整

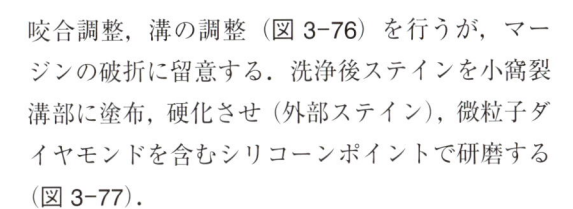

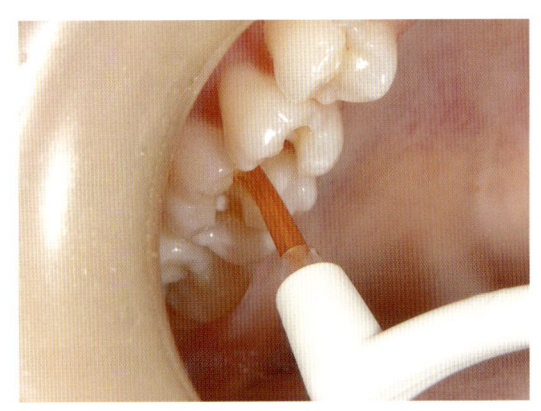

図 3-78　プライミング

咬合調整，溝の調整（図 3-76）を行うが，マージンの破折に留意する．洗浄後ステインを小窩裂溝部に塗布，硬化させ（外部ステイン），微粒子ダイヤモンドを含むシリコーンポイントで研磨する（図 3-77）．

6．インレーの試適・合着

1）仮封材の除去

仮封材が残存すると所望の接着が得られないため，注意深く除去する．

2）インレーの試適

インレー体の破折は試適時に多発するため，強圧を与えず手指等で静かに窩洞に挿入する．

3）咬合調整

接着前のインレーは破折しやすいので，患者自身に咬合させないで脱力させ，術者が頰部を保持して誘導する．調整は仕上げ・研磨に準じるが，多少の調整であれば接着後に行った方が良い場合が多い．

4）試適インレーの撤去

窩洞のテーパーが大きいため簡単に撤去できる．ユーティリティワックス，あるいはリムーバルノブを用いる．

7．接着

1）インレー体の清掃

インレー体内面を付属エッチング剤で酸処理後，十分に清掃，乾燥する．接着面を軽くサンドブラストしてレジンリッチ層を除去してからシランカップリング処理をすることも推奨される．

2）歯面処理

エナメル質窩壁のエッチングの後，象牙質をプライマーで処理する（図3-78）．レジンコーティング法を用いた場合，プライマー処理は不要である．

3）レジンセメントの練和，塗布

通常デュアルキュアタイプを用いる．インレー体内面，および窩壁に小筆でセメント泥を塗布する．

4）インレー体の挿入

気泡を巻き込まないように静かに挿入し，アマルガムバーニッシャーやプラスチック製スティック，ウッドポイントなどで圧接する．溢出した余剰セメントは小筆できれいに除去する．特に隣接面歯肉側窩縁部は慎重に行う．

※患者に咬合させて接着すると破折を引起すことが多い．

5）セメントの光重合（デュアルキュア）

2級の場合，インレー体をプラスチック製スティックなどで圧接しながら，頰側および舌側の隣接面歯肉側から各20秒，咬合面部から30秒間照射する．セメント硬化後，溢出セメントを丁寧に除去する．特に歯肉側はフロスで確認する．

8．咬合調整と最終研磨

接着後コンポジットレジンインレーは歯質と一体化していると考えてよいため，咬合調整，研磨は直接法と同一である（図3-79，80）．

8 臨床経過

1．歯髄反応（主に冷水痛）

窩洞が深く幅広く形成されるため，健全歯質の切削量が多くなることが主因であるが，感染がない場合は早晩消退する．

2．セメントの摩耗（ギャップ形成）

窩洞適合性が不良で厚いセメントラインが露出した場合は，セメントが摩耗してギャップが生じ

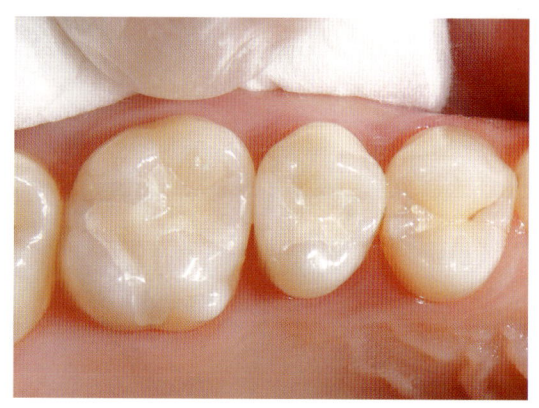

図3-79 接着されたコンポジットレジンインレー（咬合面観）

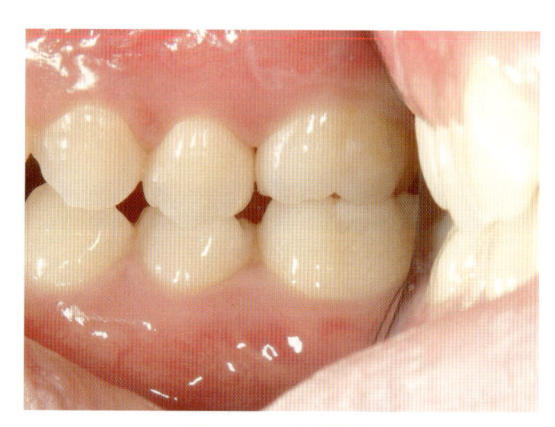

図3-80　頰側面観

る．この意味から窩壁適合性は重要である．

3．インレーの辺縁破折，体部破折

コンポジットレジンインレーは脆性であるため，衝撃，過大な荷重が加わった場合には破折することがある．

4．辺縁の着色

通常，硬化したインレー体と接着用セメントの化学的結合は得られにくいため，適合不良なインレーでは辺縁が着色する．

5．二次う蝕

歯質との接着が不十分な場合，漏洩により二次う蝕が生じることがある．

（寺中敏夫，二瓶智太郎，原田宏造）

文献

1) 宇治郷好彦,小西法文,亀高範子,他:コンポジットレジンインレーの臨床応用,接着歯学,6:101-102,1988.

2) 秋田豊治:コンポジットレジンインレーの適合性に関する研究,愛院大歯誌,32(1),13-24,1994.

3) 横塚繁雄,高橋英登:ハイブリッドセラミックス「エステニア」の臨床,補綴臨床,30(2):139-154,1997.

4) 占部秀徳,藤中慎治,大元一弘,他:コンポジットレジンインレー修復の4年後の臨床成績,日歯保存誌,37:1083-1089,1994.

5) 山中秀起,宮本 尚,寺中敏夫,他:パルフィークインレー「IC-4」の臨床成績(6ヶ月成績),日歯保存誌,35:346-354,1992.

6) Ferracane JL, Mitchem JC, Condon JR and Todd R:Wear and marginal breakdown of composites with various degrees of cure, J Dent Res, 76:1508-1516, 1997.

7) Wendt SL:The effect of heat used as secondary cure upon the physical properties of three composite resins II. Wear, hardness and color stability, Quint Int, 18:351-356, 1987.

8) Krejici I, Guntert A and Lutz F:Scanning electron microscopic and clinical examination of composite resin inlays/onlays up to 12 months in situ, Quint Int, 25:403-409, 1994.

9) Suzuki S, Leinfelder KF and Shinkai K:Wear resistance of resin cements, Am J Dent, 8:83-87, 1995.

10) van Dijken JW and Horstedt P:Marginal breakdown of 5-year-old direct composite inlays, J Dent, 24:389-394, 1996.

11) 小田 豊:ハイブリッド型硬質コンポジットレジンとは,DE, 136:1-2, 2001.

12) Thordrup M, Isidor F and Horsted-Bindslev P:A 5-year clinical study of indirect and direct resin composite and ceramic inlays, Quintessence Int, 32:199-205, 2001.

13) Nikaido T, Yoda A, Foxton RM and Tagami J:A resin coating technique to achieve minimal intervention in indirect resin composites:A case report, Int Chin J Dent, 3:62-68, 2003.

14) 高野由佳,二階堂徹,田上順次:印象採得後のレジンコーティング面の肉眼的および SEM 観察,接着歯学,19:117-124,2001.

15) Jayasooriya PR, Pereira PNR, Nikaiddo T and Tagami J:Effect of a "Resin-coating" on the interfacial adaptation of composite inlays, Oper Dent, 28:28-35, 2003.

3章　保存系

5　二次う蝕と補修—パッチ修復って何？

1　二次う蝕の治療

　接着技術が近年ほど発展していなかった頃には，二次う蝕が認められた場合，既存の修復物をすべて撤去して修復をやり直すことが原則であった．しかし，一から再修復をしようとすると，ほとんどのケースで健全部分も含めた再形成が必要となり，以前よりも多くの歯質の犠牲を免れないため，最近，この原則が大きく見直されつつある．エナメル質はもとより，象牙質との確実な接着が得られるようになったことに伴い，歯質・修復物の一体化による残存歯質の保護が可能となり，保持形態や便宜形態を全く必要としない小窩洞充填が可能となった．

　また，金属やセラミックスへの接着に特化したプライマー等が登場し，修復材料に対するレジンの接着性も大きく改善された．こういった背景をもとに，二次う蝕に対しても，既存の修復物を残したまま，う蝕に罹患した部分のみを削除して充填する治療が行われるようになってきたのである．この「補修修復」は，ミニマルインターベンション（MI）の概念に基づくう蝕治療のプログラム中にも明言されており（図3-81），初発う蝕に対する最小限の外科的アプローチとともに，今後さらに普及していく治療法になるのは間違いない．

2　パッチ修復

二次う蝕は，
(1) 既存の修復物の辺縁漏洩
(2) 過去の修復時の感染歯質の取り残し

1．初期病変の再石灰化
2．脱灰とう窩形成のリスクを抑制するためのう蝕原性菌のコントロール
3．う窩になった病変への最小限の外科的介入
4．再修復よりも部分的な補修修復の優先
5．定期的管理

図3-81　MIに基づくう蝕治療プログラム

---

(3) 離れた部位に生じた初発う蝕の修復物辺縁への拡大

などが原因で生じ，その結果として，既存の修復物に接する形で着色やう窩が認められたり，実質欠損が存在するものである（図3-82）．したがって，前述のような最小限の歯質削除の理念に基づいて，う蝕部分のみを削除して補修すると，既存の修復物に接する形で新たな修復が施されることになる（図3-83）．すなわち，修復物をパッチワークのように継いだ状態となるため，俗に「パッチ修復」と呼ばれている．

　この治療法では，基本的に，発生した二次う蝕を取り除いた後，既存の修復物に接合する形でコンポジットレジンの直接充填を行う（図3-84）．歯質への接着処理は当然のこと，既存の修復物表層を一層削除して新鮮面を露出し，接合する材料に合わせて，セラミックプライマーやメタルプライマーなどを併用する．

　また，咬頭が切り立った形で残されたアンレー修復などでは，二次う蝕は発生していなくても，過去の接着が十分でなかったために咬頭が破折するケースなども少なくないが，こういった場合にも，咬合状態を確認したうえでパッチ修復を行えば，歯質の犠牲を最小限にとどめることができる．

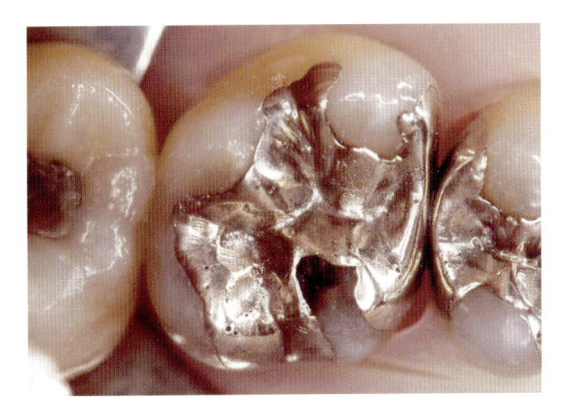

図3-82 インレーの辺縁に発生した二次う蝕

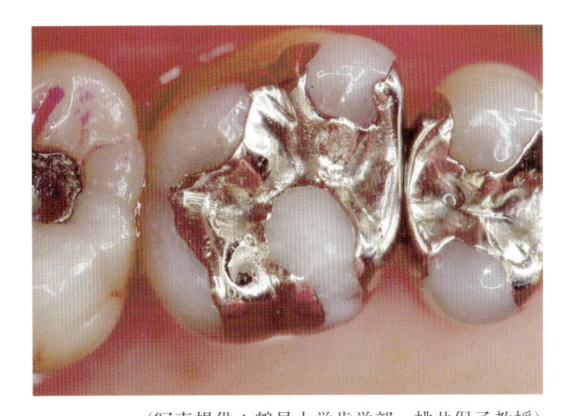

(写真提供:鶴見大学歯学部 桃井保子教授)
図3-83 コンポジットレジンによるパッチ修復を行ったところ

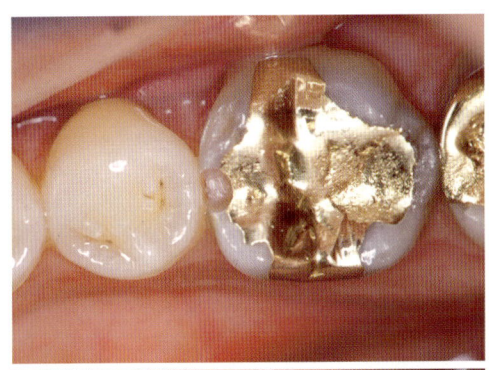

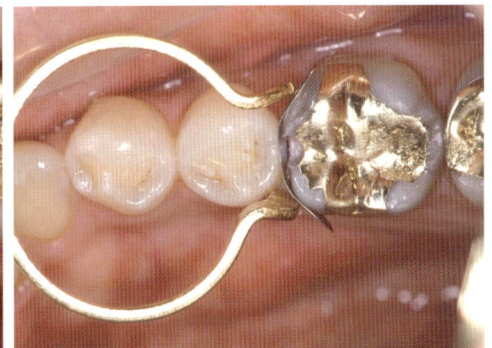

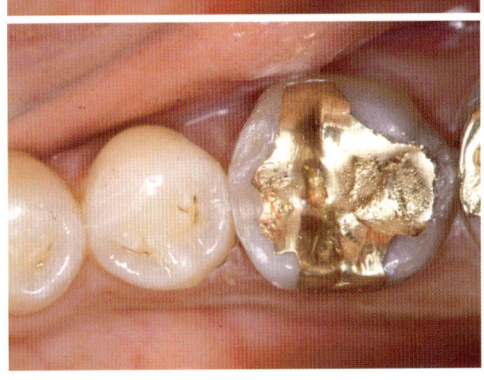

図3-84 コンポジットレジンを既存のメタルインレーと接合して充填し,パッチ修復を施した

3 パッチ修復における二次う蝕のリスク低減

　パッチ修復において問題となるのが,う蝕の取り残しである.確かに歯質の犠牲は少ないが,既存の修復物を残した状態では,視野が限られ,インスツルメントのアクセスも制限されることが多いため,感染歯質を完全に取りきれたかどうかを把握しずらい.そのため,いったんはパッチ修復を試みるべく処置を開始しても,完全なう蝕の除

去が行えないため，アクセスを大きく広げたり，場合によっては既存の修復物全体を除去しなければならなくなることもある．すなわち，パッチ修復は，あくまでもう蝕が十分に除去できたと判断できる場合にのみ行うべき修復オプションである．しかし，一応は感染歯質が除去できたと思われる場合でも，元来う蝕除去の判定はやさしくないうえ，修復物下ではう蝕検知液での染色状態なども識別しにくい．そのため，感染歯質が取り残されている危険性があり，抗菌性を備えた接着システム（図3-85）[1]等を用いて，さらなる二次う蝕のリスク低減に努める必要がある．

（今里　聡）

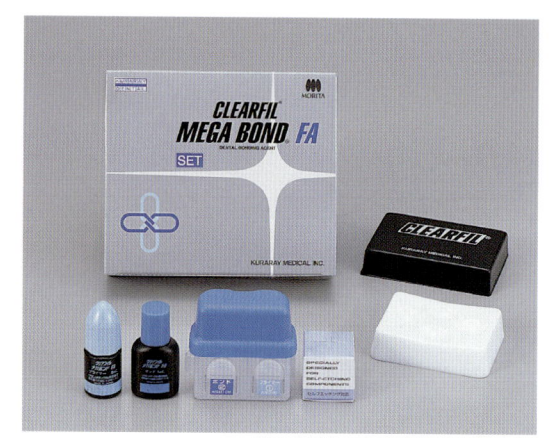

図3-85　筆者らが開発した抗菌性を備えた接着システム「クリアフィル®メガボンドFA」

文　献

1) 今里　聡：歯質接着材の高機能化，歯界展望別冊「臨床に役立つ接着修復のすべて」（宮崎真至編），38-44，医歯薬出版，東京，2006．

3章　保存系

6 歯髄は極力保存しよう —歯髄保護対策

1 修復処置に伴う各種刺激と歯髄保護対策

接着修復時には，①切削による刺激，②接着操作時の刺激（歯面処理，エア乾燥など），③修復後の刺激（材料の化学的刺激，辺縁微小漏洩による刺激，温度的刺激など）などが引き起こされる．これらの刺激を緩和，遮断し，刺激を被った歯髄を活性化する目的で歯髄保護は行われる．

ミニマルインターベンション（MI）歯学のコンセプトに基づいたう蝕除去や修復処置においては，歯髄も極力保存しなければならない．切削による刺激を最小限にし，さらに修復物が窩壁に隙間なく密着するよう図ることが，歯髄保護対策の中でもとくに重要である．

2 切削による刺激を最小限にする—象牙細管レベルの露髄を防ぐ

象牙質には象牙細管が無数に走っており，それぞれが歯髄と交通している（図3-86a）．ところが，う蝕や摩耗，咬耗などの影響を被ると，細管内にリン酸カルシウム系の結晶物が沈着して細管は閉じ，歯髄と外界との交通は遮断される（図3-86b）．これは一種の生体防御反応であり，う蝕反応（う蝕の影響を被った）象牙質はこれにより刺激が伝わりにくくなっている．したがって，不用意に健全象牙質を削り過ぎると，象牙細管レベルの露髄が発生し，刺激が伝わりやすくなる．

歯髄刺激の発生しない接着修復を実現するためには，①刃先が鋭利で小さい（回転半径の小さい）切削器具により，高速軽圧注水切削を行い，②感染歯質のみ注意深く削り，健全歯質は極力保存する．を常に念頭において歯髄の保護を図らなければならない．

3 修復物の緊密な窩壁密着適合性を図る—辺縁微小漏洩を防止し象牙細管口を封鎖する

接着修復における歯髄保護には，的確な接着操作が必須である．なぜなら，接着がうまく行かず修復物の辺縁封鎖性が悪いと，辺縁微小漏洩により細菌侵入が起こり刺激が発生するからである．

また，接着修復は必ず歯面の酸処理を伴うため，象牙細管は開口する．接着材ならびに修復物が界面においてギャップなく象牙質窩壁に密着すれば，細管口は封鎖され，刺激の伝達路が遮断されるので，歯髄刺激は発生しにくい（図3-87）．

したがって，的確な接着操作により，修復物の緊密な窩壁密着適合性を図ることが歯髄保護に繋がる．

4 覆髄（覆罩）と裏層

感染歯質のみの最小限の削除と，適切な接着操作による修復物の良好な窩壁密着適合性が得られるように注意を払っても，臨床の実際では安全な修復処置に対し種々の阻害因子が存在する．とくに，窩洞が深く歯髄に近接した場合は，材料や温度的な刺激の伝達を避けた方が無難である．したがって，フェイルセーフ（失敗を抑制する）の観

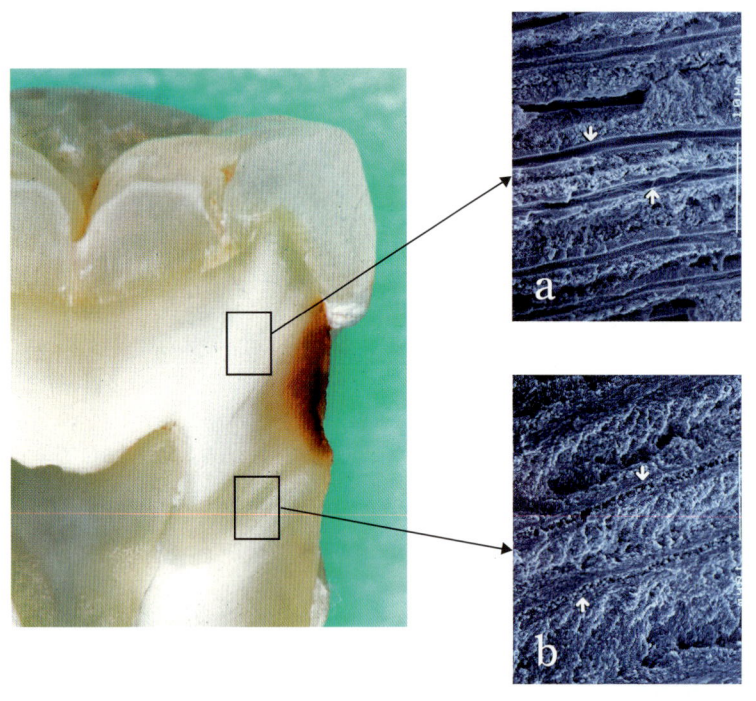

図 3-86　象牙細管における生体防御反応と細管レベルの露髄
健全象牙質（a）とう蝕反応象牙質（b）の象牙細管．う蝕下の細管は析出した結晶物で刺激が伝わりにくくなっている（b）．一種の生体防御反応である

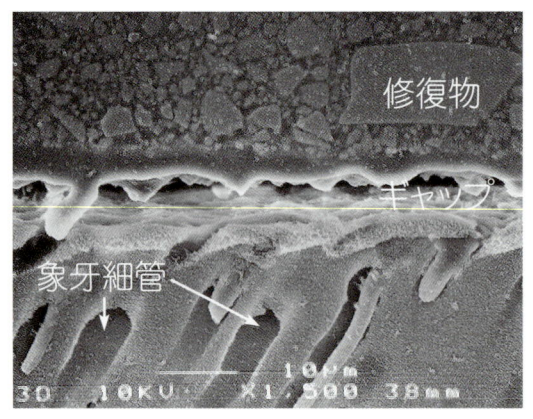

図 3-87　修復物の窩壁適合不良によるに刺激の発生
接着不良により修復物と開口した象牙細管との界面にギャップが発生すると，刺激が歯髄に伝達される

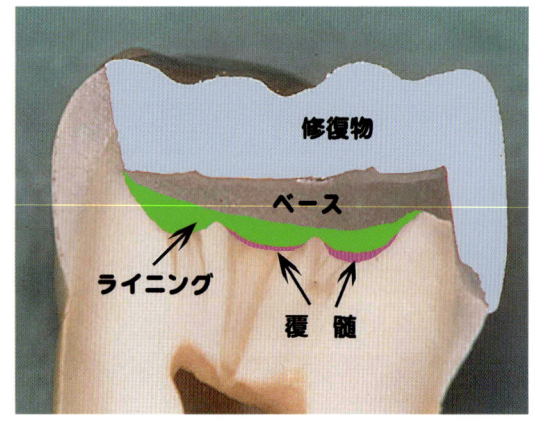

図 3-88　覆髄，裏層を表す概念図
修復物，あるいは修復方法の種類により，各種歯髄保護処置を組合せて施術する

点より，歯髄保護処置（覆髄（覆罩）あるいは裏層）を施す場合が多い．

　覆髄法には，歯髄が露出（露髄）したときに施す直接覆髄法と象牙質が一層残った場合の間接覆髄法がある．また，裏層法にはライニングとベースがある（図3-88）．覆髄は，薬理効果の期待できる材料を一層塗布する．ライニングは，象牙細管の物理的封鎖のために低粘稠度の材料を一層塗布する．ベースは，断熱や覆髄部の補強やアンダーカットの補整のために物性の高い材料で埋め立て

る．
　接着修復においては，被着（接着）面積を最大限確保する目的から，必要最小限の覆髄処置（スポット覆髄），裏層処置が推奨される（図3-89）．

5 歯髄に安全な接着修復

　刺激の出ない歯髄に安全な接着修復のためには，MI処置を実践し生体の防御反応を最大限に活用すること，および，修復物と歯質の確実な辺縁封鎖性と密着適合性を獲得することが肝要である．そのためには，不適切な接着操作や健全象牙質を大量に削除することは絶対に避けなければならない．そして，スポット覆髄など適切な覆髄あるいは裏層処置を併用することが歯髄の保存に繋がる．

（冨士谷盛興）

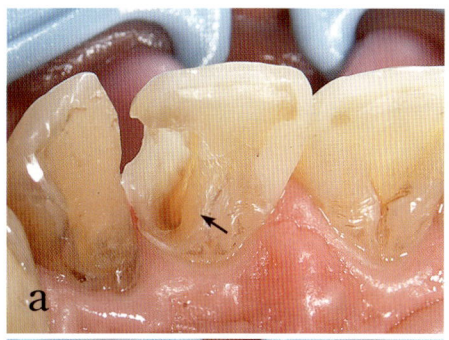

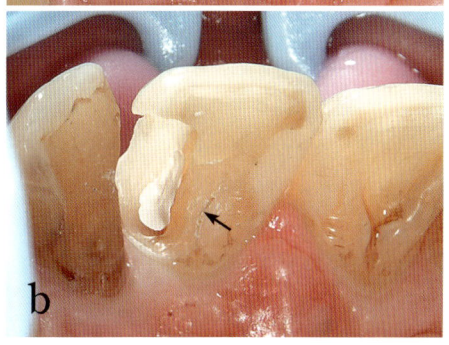

図3-89　スポット覆髄
本症例は，感染歯質のみ削除し，水酸化カルシウムセメントによるスポット覆髄後，レジン修復を施した（MI修復）

3章　保存系

7　無髄歯の修復─直接レジンコア

　歯髄まで波及した象牙質う蝕では，炎症を生じた歯髄を除去（抜髄）して，根管充塡剤（ガッタパーチャポイント等）とセメントで根管内を緊密に充塡封鎖することが多い．

　抜髄した無髄歯は構造的に弱くなっていることが多く，特に臼歯では咬合面を介して歯に大きな圧力が加わることなどから，抜髄により生じた欠損部を直接コンポジットレジンで充塡補強し（直接レジンコア），全部鋳造冠あるいはセラミック冠で修復されることも多い（図3-90）．また無髄歯の欠損を充塡補強し支台歯形成，印象を可能にすることを支台築造という．

1　直接レジンコアの長所と欠点

1　長所

(1) 即日に無髄歯の支台築造が可能である．
(2) 根管壁にボンディング材を塗布するため，歯質とレジンコアが接着し一体化しており，修復後の歯根破折が間接法より少ない．
(3) 歯質の削除量が間接法より少ない．
(4) 審美的な支台築造が可能であり，オールセラミッククラウンに適している．

2　短所

(1) 抜髄に伴う欠損が大きいときには，既製のスクリューポストを併用する必要がある（図3-91）．
(2) コアレジン充塡前の接着操作が比較的複雑で技術を要する．また防湿が不完全な場合，接着しないケースがある．
(3) コアレジン充塡時に気泡を生じる可能性があり，強度不足となるケースがある．

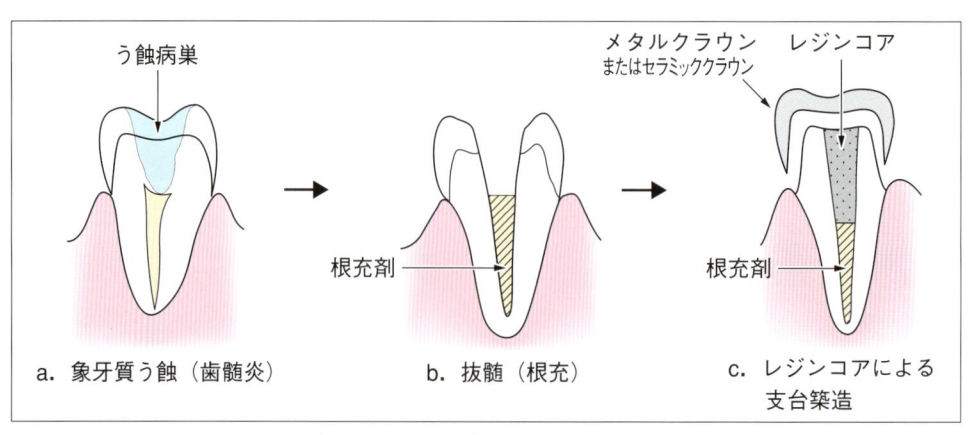

図3-90　直接レジンコアの臨床の流れ

a. 象牙質う蝕（歯髄炎）
b. 抜髄（根充）
c. レジンコアによる支台築造

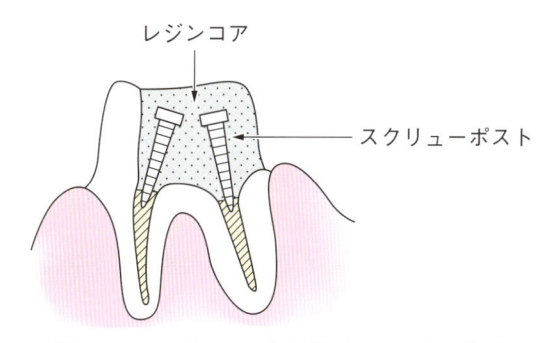

図3-91　レジンコアと既製ポストによる築造

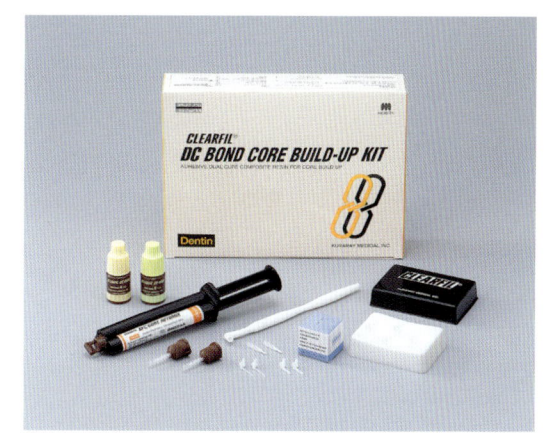

図3-92　直接レジンコア専用システム

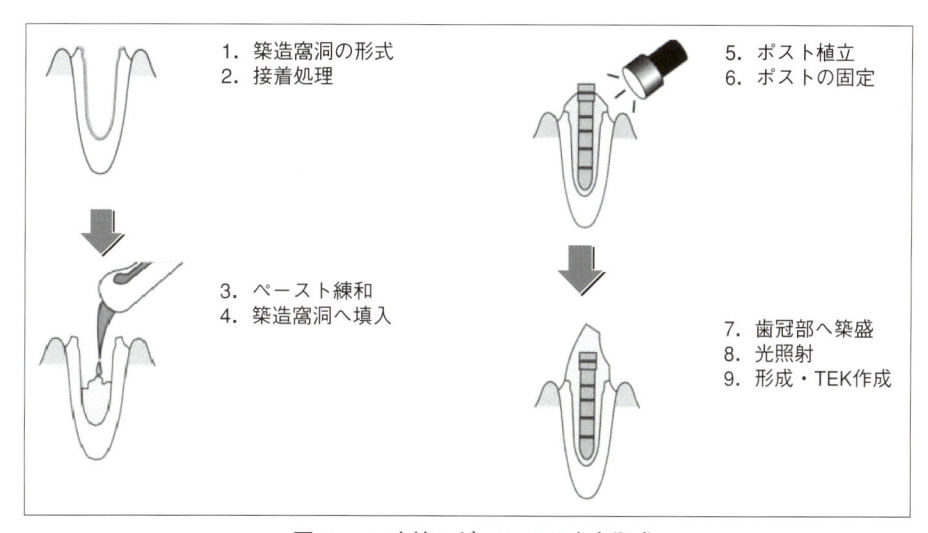

図3-93　直接レジンコアの臨床術式

2　直接レジンコア用の製品の特長と臨床術式

　直接レジンコア用の市販システムは，近年国内外の各メーカーより優れた製品が開発され，その応用範囲も大きく広がりつつある．代表的なものとして，DCボンド・コアビルトアップキット（クラレメディカル）やユニフィルコア（ジーシー）があげられる．また，とくに直接レジンコア専用のシステムでなくても，接着性レジンシステムと臼歯部用コンポジットレジンの応用で支台築造は可能である．

　DCボンド・コアビルトアップキット（図3-92）は，直接レジンコア専用のシステムであり，2液型のDCボンド（光および化学重合型）を根管壁に接着させた後に，オートミックス型のDCコアペーストをシリンジを用いて築造窩洞内に填入し，必要に応じて選択したポストを植立，固定した後に，歯冠部に築盛し，光照射し，その後エアータービンを用いて支台歯形成を行い，印象あるいは仮封冠（TEK）装着を行う（図3-93）．

　ジーシー社のユニフィルコアシステムにも，専

7　無髄歯の修復―直接レジンコア　　55

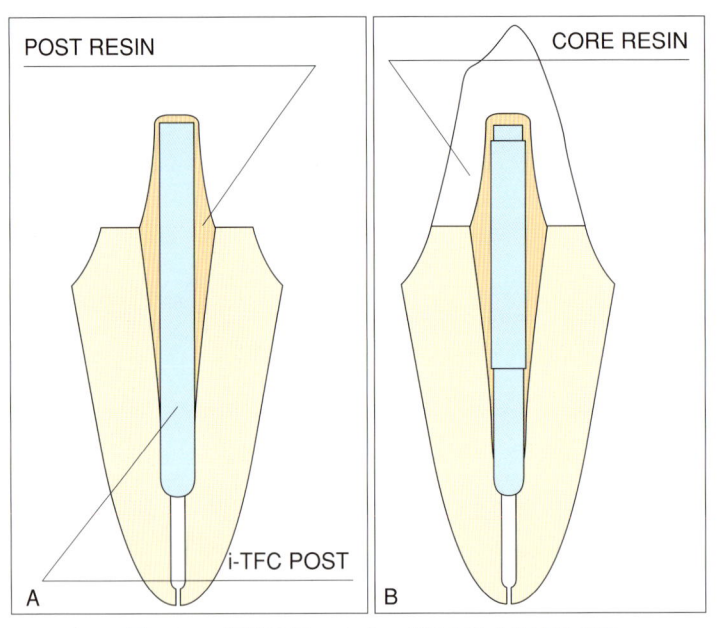

図3-94 無髄のファイバーポストによる支台築造
A．専用ファイバーポスト（i–TFC POST，サンメディカル社）の接着
B．コアレジンの築造による支台歯の完成

用の1液型ワンステップボンディング材が組み込まれており，同様の臨床術式で応用するが，最近では専用のファイバーポストが市販されており，とくに前歯部のオールセラミックによる審美補綴には最適といえる（図3-94）．

3 直接レジンコアの問題点とその展望

無髄歯の直接レジンコア法は，歯質の削除量も少なく即日で支台築造が可能であることから，ミニマルインターベンション（MI）の観点からも間接法よりも優れた支台築造法といえる．しかしながら，最大の問題点は根管壁象牙質へのボンディング材の接着力が十分でないことと，深部の築造窩洞には光が到達しにくいことから，化学重合機能を有するデュアルキュア型であっても未重合部分が生じやすいことである．

これらの点から，依然として間接メタルコアを重視する開業医が主流であるといえる．しかしながら，ファイバーポストの登場や接着力の向上により，近い将来には直接レジンコアは支台築造の主流になる実力を有する方法である．

（吉山昌宏）

4章　補綴系

1. 間接法：レジン築造・メタル築造

1　支台築造の位置づけ

　支台築造は，歯冠修復前にう蝕や外傷により失った歯質欠損をケースに応じた適正な支台歯形態に回復する術式である．とくに根管処置を余儀なくされた失活歯の場合，歯質欠損が大きくなっており，適切な歯冠修復物によって機能と審美性の回復を行うための土台（Foundation restoration）であり，歯冠修復が良好な経過を得るために非常に高い臨床的意義をもつ[1]．

　臨床で支台築造に起因するトラブルを表4-1に示す．とくに高い頻度に発生するトラブルは二次う蝕，築造体ごとの歯冠修復物の脱落，歯根破折である．これらの対策には，健全歯質を可能な限り保存すること，また積極的に接着性材料を活用することが重要である．

　支台築造に起因するトラブルへの対策を表4-2に示す．当然，遵守されなければならない事項ばかりではあるが，技工操作を含め，すべてのステップが精確に行われなければならない．

2　支台築造の分類

　失活歯の支台築造の場合，築造体にはコア部とポスト部の2つの部分がある（図4-1）．このコア部とポスト部は，それぞれその位置づけが異なる．

　歯冠修復の際，支台歯形態にはその後の歯冠修復装置のために適正な形態を付与する必要がある．適正な支台歯形態とは，ケースに応じた適正なテーパー，支台歯高径，対合歯とのクリアラン

表4-1　支台築造に起因するトラブル

築造体ごとの歯冠修復装置の脱落
二次う蝕
歯根破折
ポストの破折
ポストの変形
再根管処置のための除去

表4-2　支台築造に起因するトラブルへの対策

可能な限り健全歯質の保存を目指す
適切な築造窩洞形成を行う
ポストの設定は可能な限り避ける
適切な支台築造材料を選択する
精密な印象採得を行う
精密な技工操作を行う
築造体の装着時に注意を払う
接着性材料を活用する
適切な歯冠修復装置を装着する
定期的に適切なメインテナンスを行う

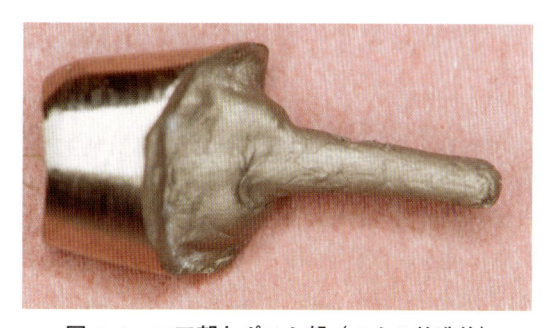

図4-1　コア部とポスト部（メタル築造体）

ス量，対合歯の咬合面形態に対応した咬合面側の形態，およびブリッジならば支台歯間の平行性などである．すなわち，歯冠部歯質の欠損を支台築造により補い，適正な支台歯形態を獲得すること

表 4-3　支台築造の分類

コ　ア	ポ　ス　ト			
	なし	鋳造金属	既製金属	ファイバー	セラミックス
成形材料	○		○	○	
金　　属	○	○	○		
セラミックス					○

表 4-4　残存歯質量による失活歯の支台築造に関する選択基準

クラス	残存壁数	部位	ポスト	コア	歯冠修復物・装置
クラスⅠ クラスⅡ クラスⅢ	4壁残存 3壁残存 2壁残存	前歯群・臼歯群	設定なし	コンポジットレジン	種類を選ばない
クラスⅣ	1壁残存	前歯群	ファイバーポスト	コンポジットレジン	クラウン
		臼歯群	ファイバーポスト or 金属ポスト	コンポジットレジン or 鋳造金属	アンレー or クラウン
クラスⅤ	0壁残存	前歯群・臼歯群	ファイバーポスト or 金属ポスト	コンポジットレジン or 鋳造金属	クラウン

が最大の目的であるため，使用材料を問わず築造体のコア部は重要な部分である．

ポスト部は，失活歯の歯冠部残存歯質が少なく，コア部のみでは築造体の保持が困難な場合，設定される．したがって，ポストは築造体において，不可欠な部分でなく，可能であれば設定したくない部分である．なぜならば，歯根内部の歯質を削除することにより歯根破折の危険性が高くなることや，再度根管処置が必要となった場合に除去が困難になることなど，ポストの設置は不都合なことが多いからである．

表 4-3 にコア部とポスト部に大別した支台築造の分類を示す．成形材料による支台築造は，メタル築造に比較して，アンダーカットを許容できるため，最大限に健全歯質の保存ができる大きな利点を有する．

成形材料は，セメント，アマルガムを含むが，優れた機械的強度と象牙質への接着性を有し，保持力および辺縁封鎖性への信頼性が高い支台築造用コンポジットレジンが推奨される．また，高い接着性を有するため，保持力の点から有利に働き，ポストの設定をしないケース（髄腔保持型）の範囲が増加する．

❶ 髄腔保持型

表 4-4 に，ポストの設置が必要か否かを歯冠部残存歯質量から判断する原則的な選択基準を示す．選択基準は残存歯質量を前歯群，臼歯群に分け，残存壁数により5クラス（クラスⅠ〜Ⅴ）に分類している．残存壁数の判定基準は，歯冠修復装置のマージンラインからみて，歯質の厚径が1mm以上，高径が2mm以上とし，残存壁が全周あれば4壁残存（クラスⅠ），1壁が欠損していれ

ば3壁残存（クラスⅡ）となり，全周で厚径1mm未満，高径2mm未満であれば，0壁残存（クラスⅤ）である．

　築造窩洞形成時に，髄腔保持型とポスト保持型かを選択する判断する境界線は，原則的に前歯群，臼歯群ともにクラスⅢの2壁残存であれば，髄腔保持型となり，クラスⅣの1壁残存であれば，ポスト保持型となる（図4-2）．ただし，例外として部分床義歯あるいはブリッジの支台歯には築造体の保持力の向上が望まれるため，例外としてポストの設定が必要な場合がある．

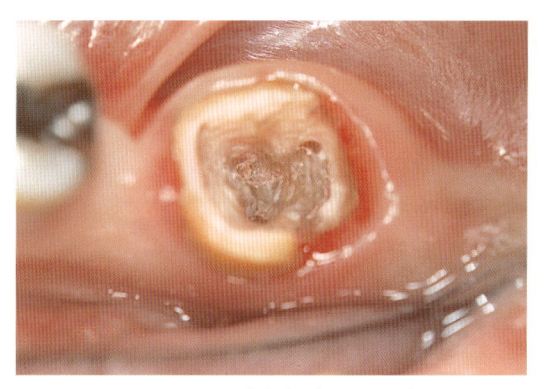

図4-2　2壁残存（クラスⅢ）
|7　髄腔保持型の築造窩洞形成

❷ ポスト保持型

　歯冠部残存歯質すなわち残存壁が2壁未満の場合，ポストを設定することとなる．原則的にポストの長さは，歯冠長と等長以上，あるいは歯根長の2/3が必要である．ポストが長いとポストの保持力が高まって脱離への抵抗性が増し，さらに力を負担する歯質と接する表面積が増すため単位面積あたりの応力が小さくなり，歯根破折への対策となる．また，ポストの先端の位置が歯槽骨骨頂を超えていることも歯根破折の対策として有効である．

　一方，ポストの太さは歯根の水平的幅径の1/3以下が望ましく，根管充填剤を除去したのち，わずかに形態を整える程度にとどめる．むやみに太いポストを設定しても，むしろ歯根部の歯質が失われ歯根の脆弱化を招く．ただし，細いポストはポスト自体の破折の危険性があるため，使用するポストの材料の強度には十分注意を払う．

　メタル築造の場合，テーパーが強いと歯根に楔効果が発生し，歯根破折のリスクが増すため注意が必要である．また，応力集中の発生を避けるため，ポストの先端をラウンド形態にするなど，窩洞内に角ばった部分が生じないように形成を行う（図4-3）．

ポスト保持型のレジン築造の場合，コンポジットレジンが曲げ強さに劣るため，側方力に抵抗する補強のために既製ポストを併用することとなる．既製ポストには，さまざまな形態や材質の各種既製金属ポスト（図4-4）とファイバーポスト（図4-5）が選択できる．

3　支台築造方法の選択基準

　表4-5にレジン築造とメタル築造の比較を示す．最大の違いはアンダーカットを許容できるか否かである．生活歯と同じく失活歯においても，処置歯の延命のために可能な限り健全歯質の保存を目指すことが目標であり，象牙質接着の信頼性が高くなった現在，成形材料であるレジン築造の有用性は高い．

　しかし，レジン築造は特に象牙質接着を確実に得る必要がある．その歯科接着は術者の習熟度により，影響が大きいことから，メタル築造に比較して確実性が劣っているといえる．

4　間接法レジン築造

　レジン築造には，主に直接法と間接法が提示されている（表4-6）．

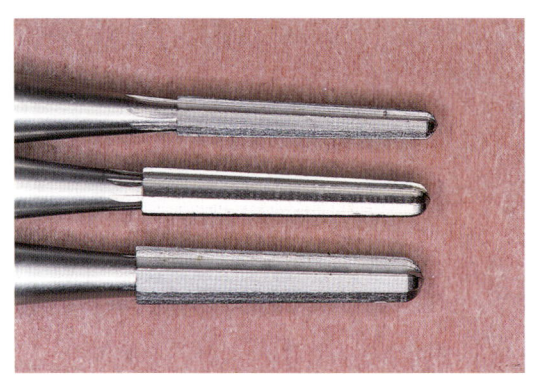

図4-3a　メタル築造の場合，ポスト孔形成は根管形成バーで仕上げる．先端は応力集中を避けるためラウンド形態

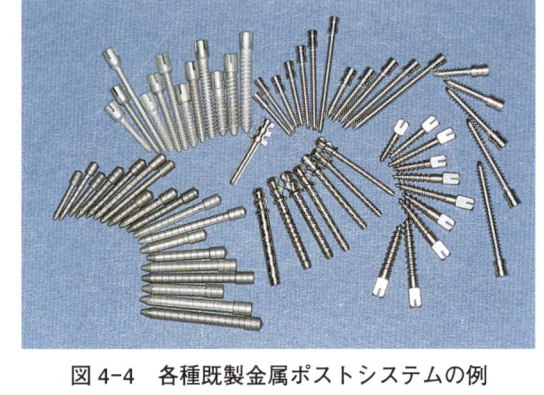

図4-4　各種既製金属ポストシステムの例
複数の太径，長径のポストが用意されている

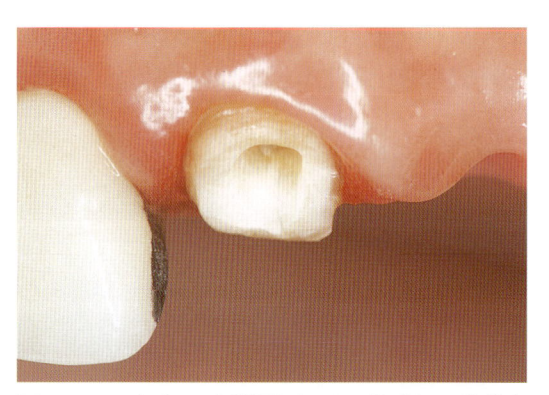

図4-3b　1｜ポスト保持型（メタル築造）の築造窩洞形成

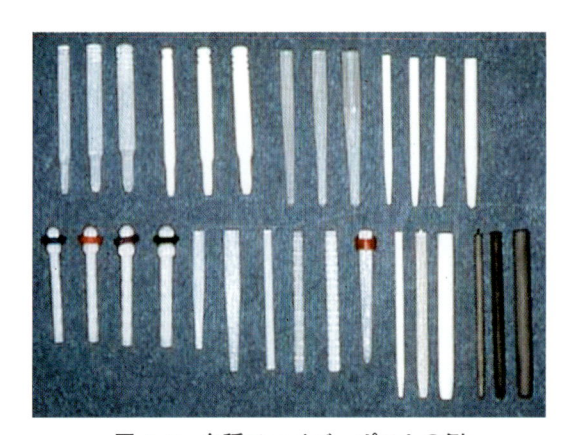

図4-5　各種ファイバーポストの例

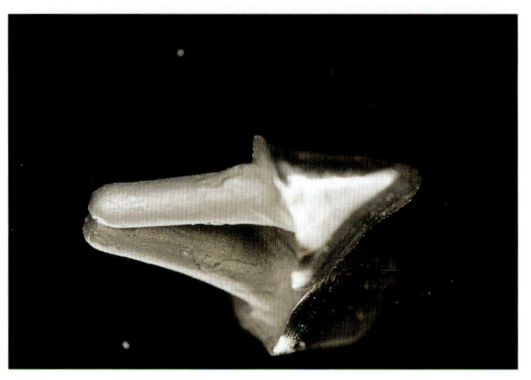

図4-3c　メタル築造体
ケースに応じた適切なポスト形態が必要である

　直接法では根管処置後，ケースによっては印象採得まで同日で完了する．また仮封材やテンポラリークラウン装着による仮着材などの接着阻害因子の影響，あるいは歯質および根管への汚染の危険性などが排除できる利点がある．
　反して間接法の利点も少なくなく，とくにレジンの重合収縮からみると，重合の完了したレジン築造体を接着材で接着する利点は大きい．また，直接法ではコア部の築盛が困難なケースがあるが，作業模型上でコア形態が付与できるため，支台歯形態の回復が容易となる[2]．

（坪田有史，福島俊士）

表 4-5 レジン築造とメタル築造の比較

	レジン築造	メタル築造
健全歯質の保存	○	△
確実性	△	○
機械的強度	△	○
弾性係数	○	×
応力集中の発生	○	×
吸水性・溶解性	×	○
審美性	○	△
歯肉・歯質の着色	○	△
再根管治療の難易度	○	△
金属アレルギー	○	×
経済性	△	×
硬化時収縮	有	—
技工操作	無（直接法） 有（間接法）	有
来院回数	1回（直接法） 2回（間接法）	2回

表 4-6 レジン築造の術式

直接法	築造窩洞形成後にレジンで直接，支台築造を行う
間接法	築造窩洞形成後に印象採得を行い，作業模型上でレジンによる築造体を製作して，再来院時に支台歯に接着する

❶ 髄腔保持型レジン築造 (図 4-6)

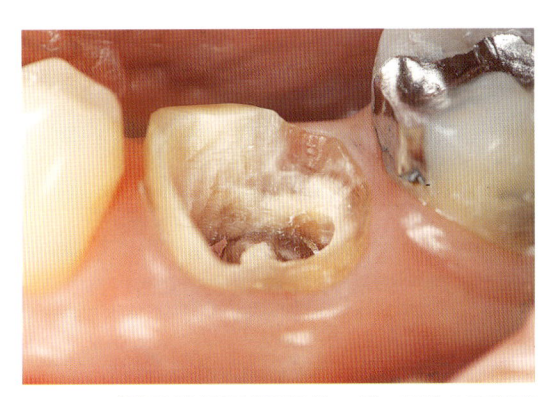

図 4-6a ⌊6 髄腔保持型間接法レジン築造の窩洞形成終了

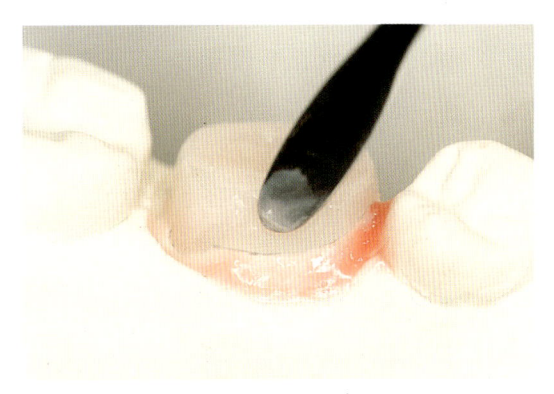

図 4-6b 作業模型上でレジン築造体製作

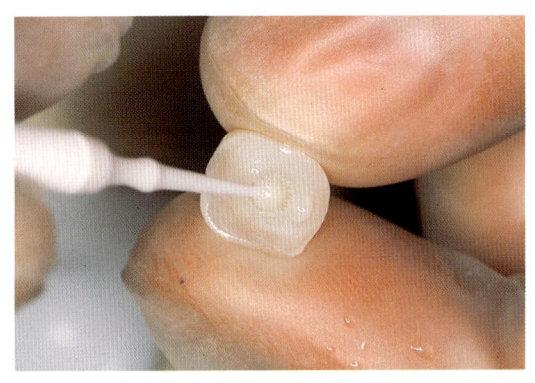

図 4-6c 窩洞に試適したのち，接着面にサンドブラスト処理後，シラン処理を行う

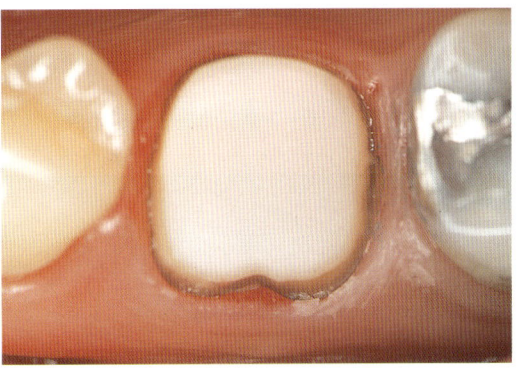

図 4-6d 接着材により窩洞に接着後，支台歯形成を行う

1 間接法：レジン築造・メタル築造

❷ 既製金属ポスト併用レジン支台築造（図 4-7）

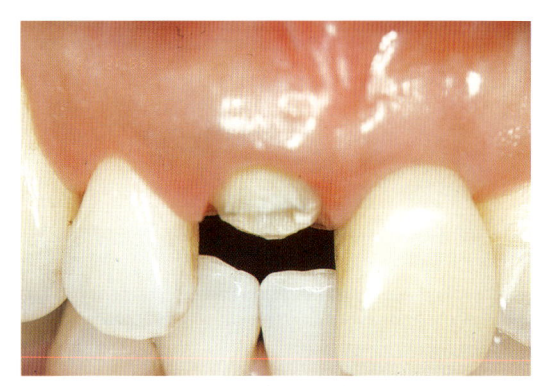

図 4-7a　1⏋築造窩洞形成

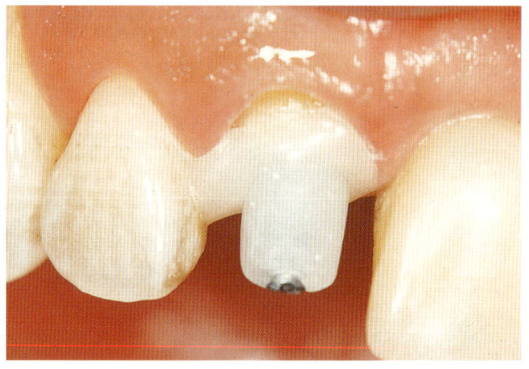

図 4-7d　接着処理後，レジン築造体製作に使用したレジンペースにて接着

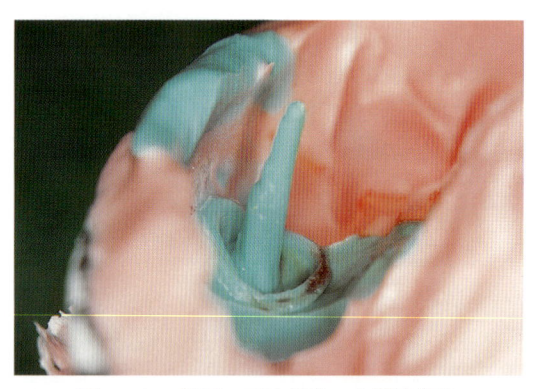

図 4-7b　寒天・アルジネート連合印象

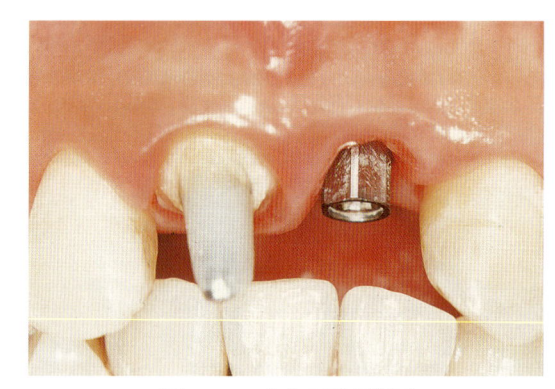

図 4-7e　支台歯形成終了

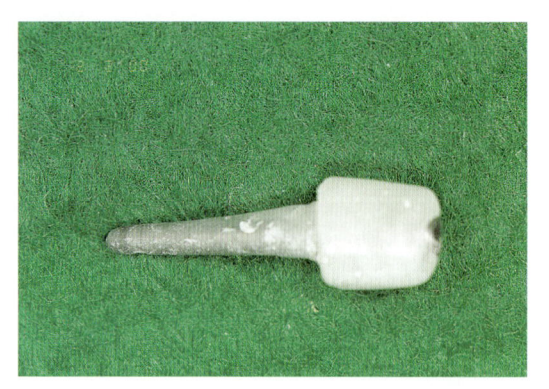

図 4-7c　既製金属ポスト併用レジン築造体

❸ ファイバーポスト併用レジン支台築造（図4-8）

ファイバーポストの特長を表4-7に示す．

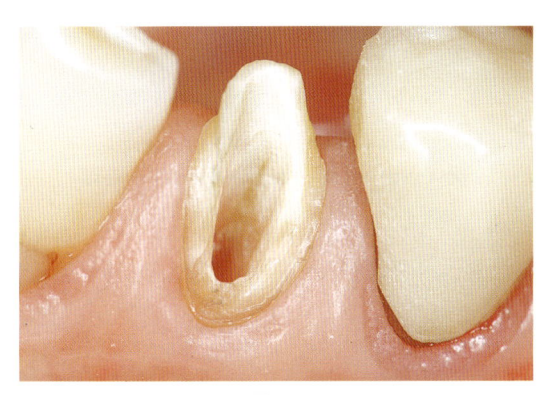

図4-8a ④築造窩洞形成

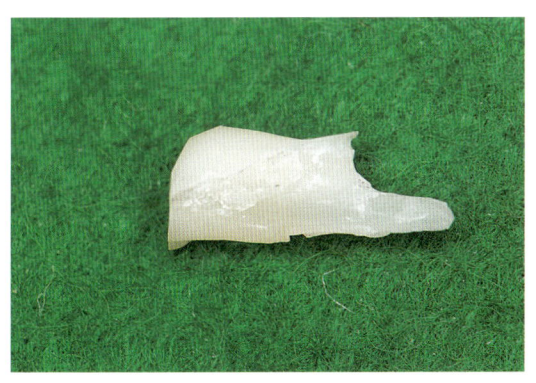

図4-8b 製作したファイバーポスト併用レジン築造体

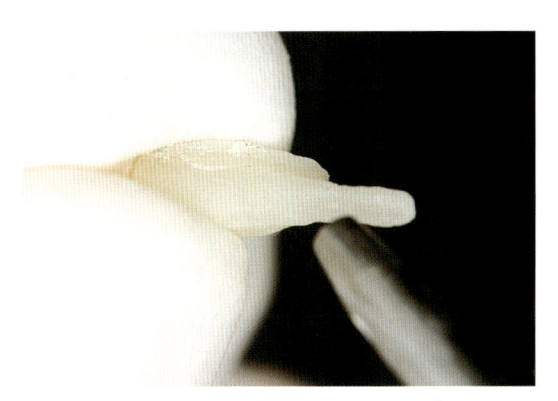

図4-8c 窩洞に試適したのち，サンドブラスト処理，シラン処理を行う

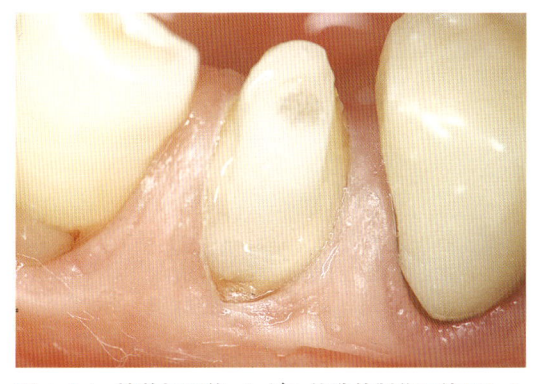

図4-8d 接着処理後，レジン築造体製作に使用したレジンペースにて接着

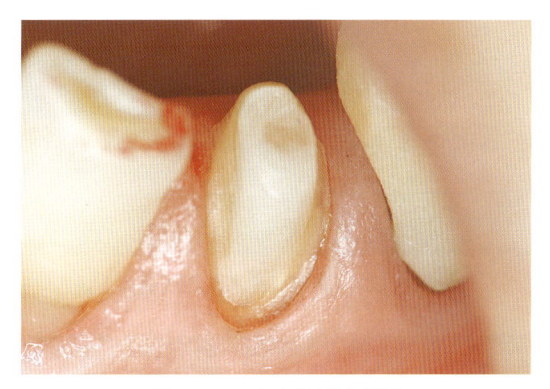

図4-8e 支台歯形成終了

表4-7 ファイバーポストの特長

- 弾性係数が象牙質に近似しているため，応力集中が起りにくい
- メタル製ポストと比較して，接着性レジンセメントやレジンコア材料との接着性に優れている
- 白色か半透明であるため，オールセラミッククラウンなどのメタルフリー修復での審美性が向上する
- 腐食抵抗性が高い
- メタル製ポストと比較して削りやすいため，除去時に歯質の喪失が少ない

1 間接法：レジン築造・メタル築造　63

5　メタル築造（図4-9）

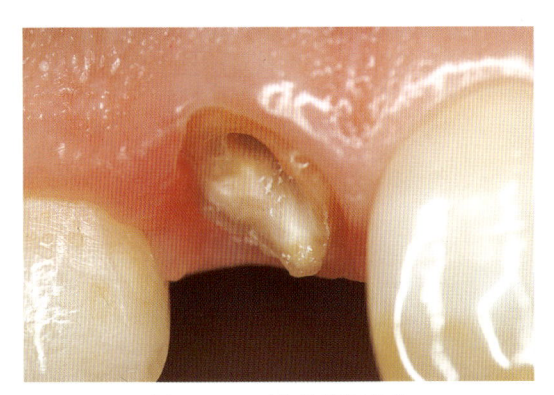

図4-9a　1｜築造窩洞形成

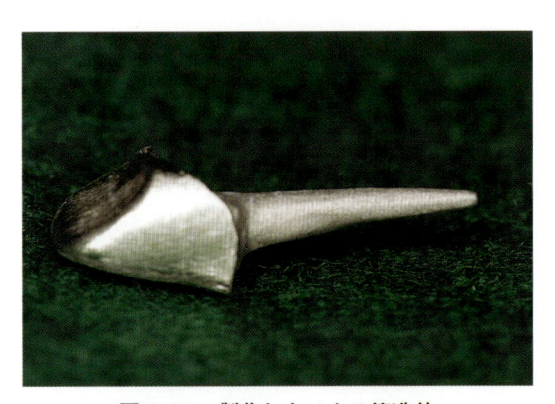

図4-9b　製作したメタル築造体

図4-9c　窩洞に試適したのち，サンドブラスト処理

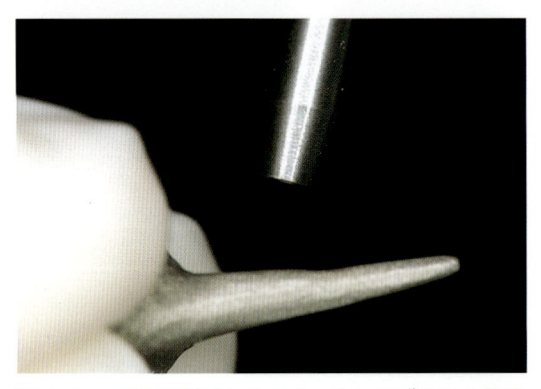

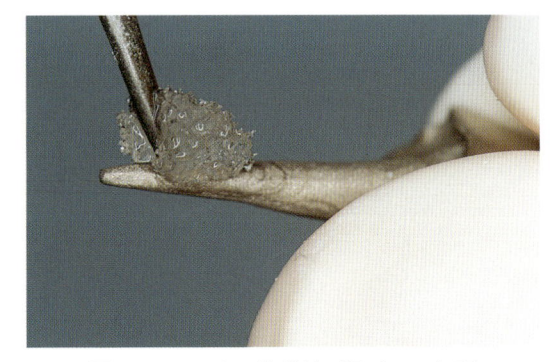

図4-9d　メタル接着性プライマー処理

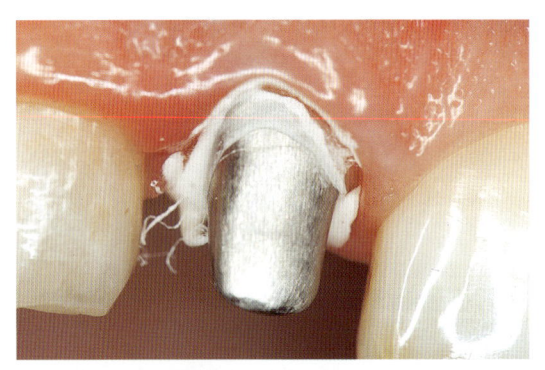

図4-9e　接着性レジンセメントにて接着

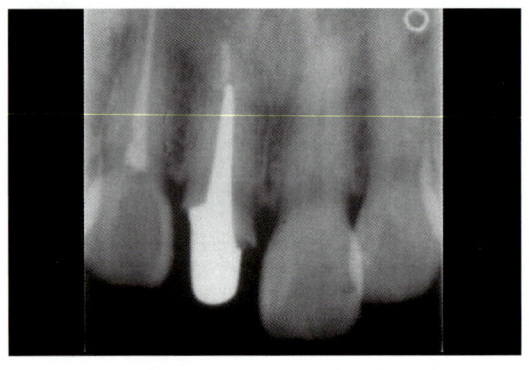

図4-9f　エックス線写真
適切なポスト形態を確認

文　献
1) 石橋寛二，川添堯彬，川和忠治，福島俊士，矢谷博文編：クラウンブリッジ補綴学　第3版，医歯薬出版，東京，2006.
2) 日本接着歯学会編：接着歯学 Minimal Intervention を求めて，医歯薬出版，東京，2002.

4章 補綴系

2 メタルクラウン，陶材焼付鋳造冠，接着性ブリッジ，硬質レジン前装冠

1 はじめに

　金属製固定性補綴装置における「接着」とは，装置を口腔内の支台歯にセメントを介して接着する操作と，装置に接着処理を施して前装用レジンを築盛する操作とに大別される．
　本稿では，支台歯に対する接着では全部被覆冠（メタルクラウン・硬質レジン前装冠・陶材焼付鋳造冠）および接着ブリッジリテーナーの接着操作を，硬質レジン前装冠前装部における接着では，金属フレームと前装用レジンの接着操作について述べる．歯冠継続歯も金属製固定性補綴装置であるが，その接着操作については支台築造の稿を参考にして頂きたい．
　硬質レジン前装冠前装部における接着操作は，主に技工室で歯科技工士が行うものであり，歯科医師が口腔内で行う接着とは状況が異なるが，金属接着の根本はどちらも同じである．

2 補綴装置の合着・接着・装着

① 合着・接着・装着

　メタルクラウン・陶材焼付鋳造冠・硬質レジン前装冠に関わらず，固定性補綴装置はセメントを用いて支台歯に合着，接着あるいは装着することにより口腔内で機能する．この3つの語句は補綴臨床では頻繁に用いられているが，定義が明確でなく混同されやすい．
　国語辞典によると「合着・接着・装着」は，
「合着：相合してぴったりくっつくこと」

「接着：くっつくこと．また，くっつけること」
「装着：衣服や防具などを身につけること．付属品を本体に取り付けること」（以上，広辞苑より）
とあるが，本稿では固定性補綴装置と支台歯間に限定して便宜上，
「合着：化学的接着（維持）なしで支台歯と装置を結合させること」
「接着：化学的接着（維持）と機械的維持を併用してレジンセメントにて支台歯と装置を結合させること」
「装着：合着・接着の双方を指す健康保険絡みの用語」と定義する．
　後述するが，金属製固定性補綴装置における「接着」とは機械的維持＋化学的維持の付与後にレジンセメントを用いるもので，それらのどれが欠けても接着とはいえない．

② 補綴装置と支台歯間の接着とは

　補綴装置と支台歯間の接着に関与する因子は主に次の二つである．
　一つは，支台歯側および補綴装置側双方の被着体の表面性状（凹凸）に起因する機械的維持である．これは，接着以外に合着においても関与する．
　もう一つは，同じく支台歯側および補綴装置側の双方の接着界面における化学的維持である．これは合着の場合無関係である．
　補綴装置と支台歯間を接着する「接着システム」には，レジンセメントの存在が不可欠であり，臨床においては上記の2つの維持に加えてレジン

表 4-8 固定性補綴装置に用いる金属の分類と処理の例

金属の種類			表面処理
貴金属合金	金合金	鋳造用金合金 陶材焼付用金合金 多目的型金合金 8K〜14K 金合金	貴金属接着性プライマー法， スズ電析法， 400℃加熱法 など
	銀合金	金銀パラジウム合金 JIS 第 1 種銀合金 JIS 第 2 種銀合金	
非貴金属合金		ニッケルクロム合金 コバルトクロム合金 チタンおよびチタン合金	非貴金属接着性プライマー法 など

セメントの強度が必要となる．また，二つの被着体（支台歯および装置）自体の強度も大変重要である．

❸ 機械的維持と化学的維持

1．機械的維持

機械的維持力は，支台歯側および補綴装置側（本稿の場合は金属に限定）双方の被着面の凹凸により生じる．

補綴装置被着面に機械的維持力を付与する代表的な方法は，アルミナサンドブラスト処理である．最適なサンドブラスト条件（粒径，噴射圧等）は金属の種類によって異なるので注意を要する．臨床で頻用される金銀パラジウム合金には，粒径50〜70 μm のアルミナ（酸化アルミニウム）を2〜3 気圧の範囲で使用すると良い[1]．

支台歯側への機械的維持力の付与は，バーやポイントでの切削による凹凸，口腔内でのサンドブラスト処理，リン酸エッチング処理（エナメル質の場合）等による凹凸の形成等がある．

補綴装置と支台歯間の接着ではないが，硬質レジン前装冠製作の際に前装面に付与するリテンションビーズ等は，補綴装置側へ付与する，サンドブラスト以外の機械的維持装置である．

2．化学的維持

化学的維持は，支台歯側および補綴装置側双方の接着界面への化学的処理によってもたらされる．補綴装置（金属）側の接着界面には，アルミナサンドブラストの後に化学的維持力を付与するための表面処理を行う．処理法は金属の種類によって異なる（表 4-8）．

非貴金属表面の化学的処理法としては，非貴金属接着性プライマーの塗布等が挙げられる．一方，固定性補綴装置によく用いられる貴金属の処理法としては，スズ電析や貴金属接着性プライマーの塗布等が挙げられる．貴金属・非貴金属にかかわらず，サンドブラスト後に接着性プライマーを塗布する方法は操作が簡便であり，臨床でよく用いられる方法である（表 4-9）．接着性プライマーは接着機能性モノマーを含有し，その種類によって貴金属用と非貴金属用に分類される．接着性プライマーの中には，貴金属・非貴金属の双方に用いることができるものも存在する．

支台歯側の化学的な処理は，口腔内における操作が煩雑になるため，臨床においては行わないことも多いが，歯冠長が短い等の理由で維持力に不安がある症例では支台歯側の処理も行う．

表 4-9　各種金属接着性プライマーの特徴と相違点

名　称	製造業者	接着性モノマー	溶　媒	適用金属	口腔内使用の可否
Vプライマー®	サンメディカル	VTD[a]	アセトン	貴金属	使用可
アロイプライマー®	クラレメディカル	VTD[a]・MDP[b]	アセトン	貴金属・非貴金属	使用可
メタルタイト®	トクヤマ	MTU-6[c]	エタノール	貴金属	使用可
メタルプライマーⅡ®	ジーシー	MEPS[d]	MMA	貴金属・非貴金属	使用不可
メタルリンク®	松風	MDDT[e]・MHPA[f]	アセトン	貴金属・非貴金属	使用可

[a] 6-(4-ビニルベンジル-n-プロピル)アミノ-1,3,5-トリアジン-2,4-ジチオール, -ジチオン-互変異性体
[b] 10-メタクリロイルオキシデカメチレンリン酸
[c] 6-メタクリロイルオキシヘキシル 2-チオウラシル-5-カルボキシレート
[d] チオリン酸系メタクリレート
[e] 10-メタクリロオキシデシル-6,8-ジチオオクタノエート
[f] 6-メタクリロキシヘキシルホスホノアセテート

　処理方法は支台歯の状況によって異なる．支台歯が歯質である場合は，通常のコンポジットレジン修復の歯面処理に準ずる．支台歯が金属の場合（メタルコアの場合）の処理は金属接着に，コンポジットレジンの場合（レジンコアの場合）はコンポジットレジンに対する接着操作に準ずる．
　口腔内で金属接着性プライマーを使用する場合には，口腔内使用可の製品であるか確認してから用いる必要がある（表 4-9）．

3　各種補綴装置における接着

❶ メタルクラウンにおける接着

　臨床において，メタルクラウンは「合着」するケースが多い．メタルクラウンを合着する支台歯は，基本的には軸面部のテーパー（傾斜度）によって維持を得る形態になっており，敢えて接着システムを用いなくても脱離しないと考えるのが一般的である．しかし，テーパーのみでは維持が困難なケースもある．例えば，支台歯軸面の高さが不十分な症例，支台歯のテーパーが大きすぎる症例等である．また，Minimal Intervention（MI）の理念で，最初から「接着」を前提として歯質の削除量を最小限とする場合もある．
　図 4-10〜14 は，歯冠高径が低いために接着操作を行った症例である．根管治療後に第二小臼歯を補綴することとなったが，咬合力が強く摩耗傾向もあり，しかも第一小臼歯は硬質レジンジャケット冠で修復されていた．そこで，咬合の維持とジャケット冠破折防止を目的に，金銀パラジウム合金製全部鋳造冠を作製した．支台築造は金銀パラジウム合金製メタルコアである．
　被着面処理は，全部鋳造冠を支台歯に試適し調整，研磨を行った後，冠と支台歯側の双方に行った．冠側の処理は，まずサンドブラストから研磨面を保護するために Parafilm（Pechiney Plastic Packasing）やシーロンフィルム（フジフィルム）などでマスキングし（図 4-11），ついで，噴射圧 2〜3 気圧，粒径 50μm 程度のアルミナでサンドブラストした（図 4-12）．この後，表 4-9，図 4-13 に示す貴金属接着性プライマーを被着面に塗布し（図 4-14），余剰のプライマーをエアーブローした．
　支台側の処理は，コア部分に口腔内用サンドブラスト後口腔内用貴金属接着性プライマーを塗布し，僅かに残存する歯質部分を象牙質処理剤（スーパーボンド表面処理剤グリーン，サンメディカル）

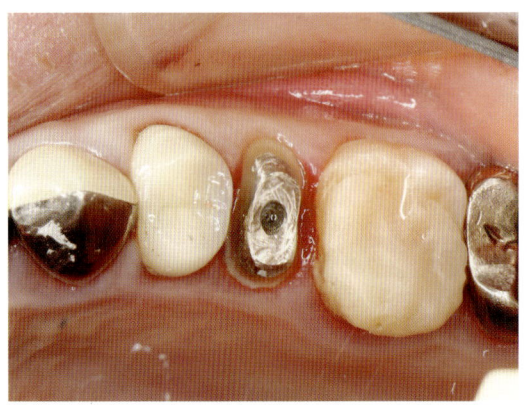

図 4-10　メタルクラウンを装着前の口腔内の状態
軸面テーパーによる機械的維持の補助としてはピンホール等も有用である

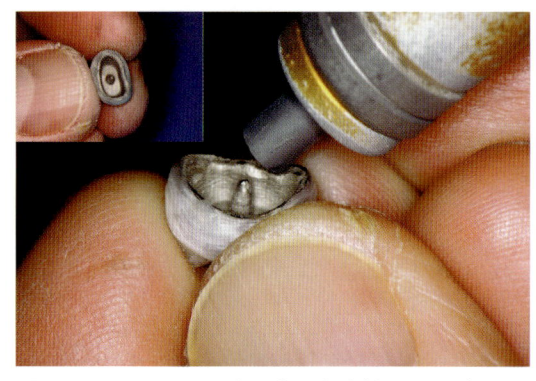

図 4-12　メタルクラウン内面を噴射圧 2〜3 気圧，粒径 50 μm 程度のアルミナでサンドブラストする

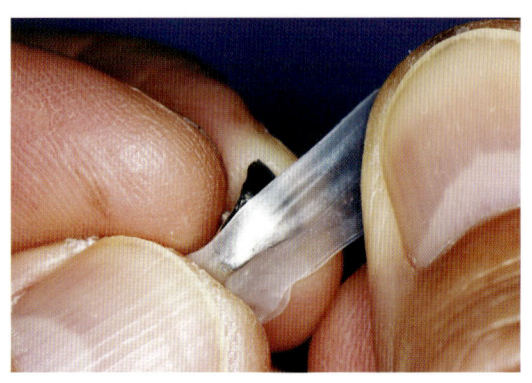

図 4-11　アルミナサンドブラストに備え研磨面をシーロンフィルムでマスキングする

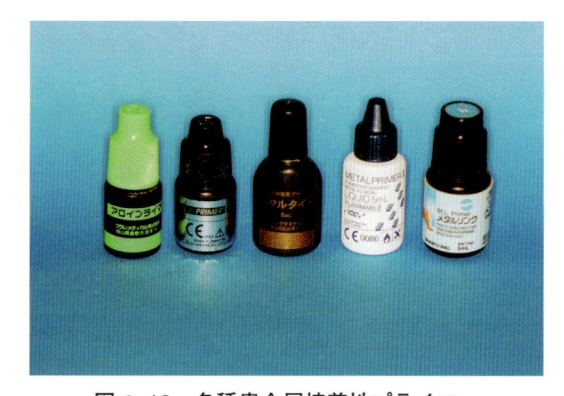

図 4-13　各種貴金属接着性プライマー

で処理後，レジンセメント（スーパーボンド C & B，サンメディカル）にて接着した．

　保険診療においては，メタルクラウンに金銀パラジウム合金を選択することが多いが，保険診療にこだわらなければ貴金属，非貴金属共に多種類存在するので，接着処理法も合金に応じて適切に選択する必要がある．

❷ 陶材焼付鋳造冠における接着

　陶材焼付鋳造冠の支台歯への接着操作は，アルミナサンドブラストとプライマーの塗布がメイン

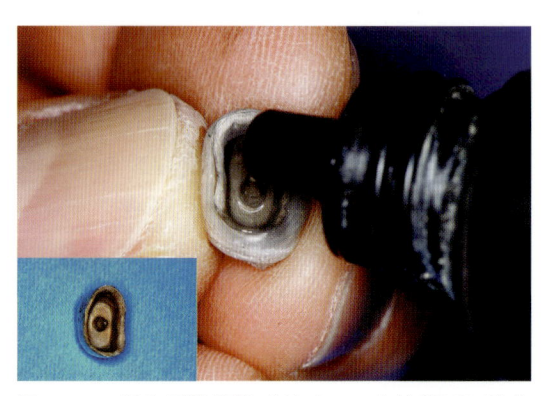

図 4-14　貴金属接着性プライマーを被着面に塗布した後，余剰のプライマーをエアーブローする

68　4 章　補綴系

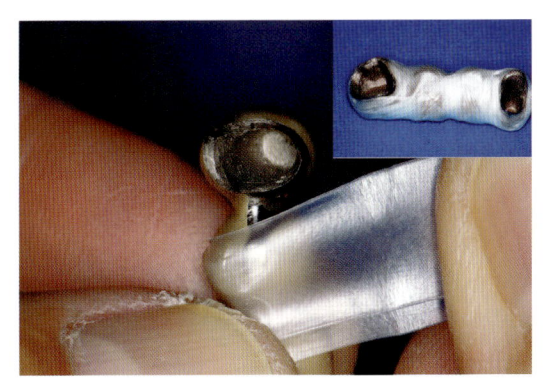

図 4-15 陶材焼付鋳造冠の接着処理では，サンドブラストにより陶材面を粗らさない配慮が必要である

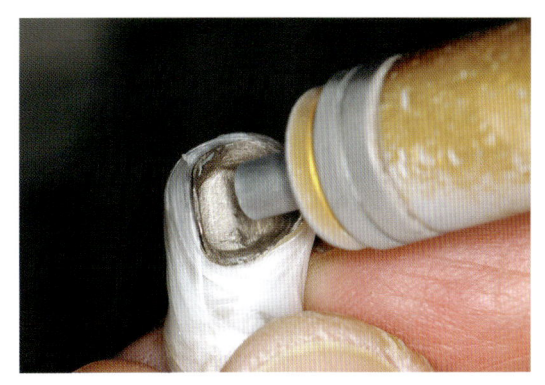

図 4-16 貴金属合金の陶材焼付鋳造冠であれば，噴射圧 2〜3 気圧，粒径 50 μm 程度でサンドブラストする

であり，基本的にはメタルクラウンと同様である．しかしながら，滑沢な陶材部分（グレーズ面）と接着部分が近接するため，サンドブラストにより陶材面を粗らさない配慮はメタルクラウン以上に必要である（図 4-15〜18）．グレーズ面の保護としては，メタルクラウンと同様，フィルム類を用いたマスキングを行う．

陶材焼付鋳造冠の作製には，貴金属合金および非貴金属合金の双方を用いることができるため，接着システムも合金によって変更する必要がある（表 4-8）．

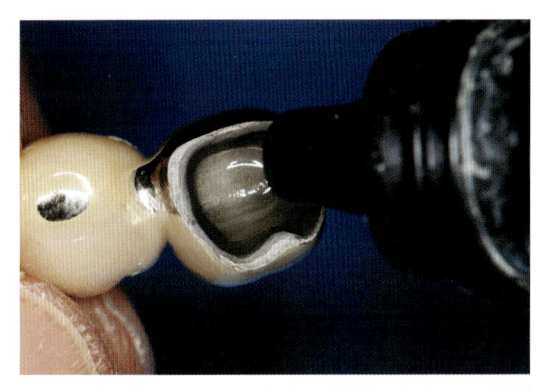

図 4-17 プライマーは合金の種類に合わせて選択する．被着面に塗布し余剰のプライマーはエアーブローする

❸ 接着ブリッジにおける接着

接着ブリッジでは，支台歯形態による維持力がほとんど期待できないと考えた方がよい．したがって，接着システムの選択は予後を左右する重要な因子である．

貴金属接着性プライマーが開発される以前は，接着ブリッジといえばほとんど非貴金属製であったが，貴金属接着システムが確立された近年では，鋳造精度などの観点から貴金属製接着ブリッジが多く製作されるようになった．

接着ブリッジにおける接着の基本的な考え方

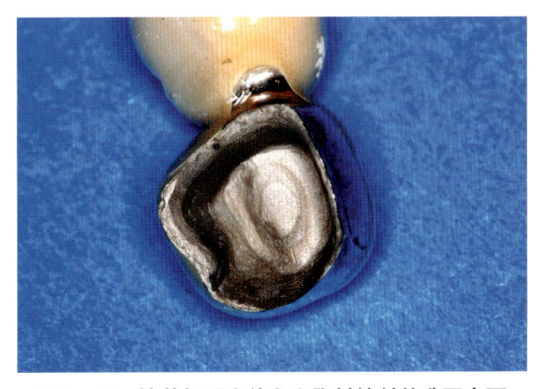

図 4-18 接着処理を終えた陶材焼付鋳造冠内面

2 メタルクラウン，陶材焼付鋳造冠，接着性ブリッジ，硬質レジン前装冠

は，メタルクラウンと同様であるが，支台歯形態にテーパーがないためリテーナーの接着面とレジンセメント，およびレジンセメントと歯質の双方がとくに強固に接着する必要がある．歯質接着に関しては他項を参照して頂き，本稿ではリテーナーとレジンセメントの接着について述べる．

筆者らは，金銀パラジウム合金に含有されるパラジウム成分の接着性が高いことを重視し，金銀パラジウム合金製接着ブリッジを多く採用している．金銀パラジウム合金製リテーナーの処理としては，まずフレームの硬さや強度，弾性限を高めるための硬化熱処理を行う．硬化熱処理は，金銀パラジウム合金に限らず，銅を多く含む金合金には効果的である．

試適後，フレームの接着面にアルミナサンドブラストを行う．MIの理念に基づく接着ブリッジは辺縁部分の厚みが十分でない場合が多いため，接着処理効果を高めつつフレームの変形を最小限にする必要があり，噴射圧やアルミナの粒径への配慮が必要である．アルミナの粒径が大きいほどフレーム変形が大きいことが報告されているが，一方で噴射圧2～3気圧以上では圧を上げても接着強さは増加せず，またアルミナ粒径は$25\mu m$以上であれば接着強さの差がみられないことも知られている[2]．これらのことから，リテーナー部分のサンドブラストは，$25\mu m$以上でかつできるだけ小さい粒径のアルミナを，2～3気圧を超えない噴射圧で用いるのが適当である．

サンドブラストの後は水洗せず，圧縮空気でアルミナ粉末を飛ばすのみとし，貴金属接着性プライマーを塗布する．Vプライマー®（サンメディカル）やメタルタイト®（トクヤマ）のようなチオンもしくはチオール基含有の貴金属接着性プライマー（図4-13）は，金銀パラジウム合金の場合とくに有効である．

接着には必ず接着性レジンセメントを用いる．筆者らは第一選択としてチオン・チオール基含有金属接着性プライマーと相性の良いトリ-n-ブチルホウ素（TBB）重合開始型MMAレジン（スーパーボンド，サンメディカル）を用いている．

④ 硬質レジン前装冠における接着

1．硬質レジン前装冠と支台歯の接着

硬質レジン前装冠を口腔内において支台歯に接着する際の要点は，前述のメタルクラウンや接着ブリッジの場合と同じと考えて良い．硬質レジン前装冠は基本的に金属を選ばないため，使用する金属に適した接着システムを選択する必要がある．アルミナサンドブラストからのレジン表面の保護も，メタルクラウンや陶材焼付鋳造冠の場合と同様に行う．

2．メタルフレームと前装用レジンの接着

前装用レジンとメタルフレームは，未処理の状態では化学的に接着しないため，レジン前装には接着システムの活用が必須となる．前装用レジンとメタルフレームの接着が不十分であれば，前装部周辺の着色やレジンの剝離・脱離等のトラブルが惹起され審美性は著しく損なわれる．前装部分の接着処理は，前装冠製作時に技工室で行われるため，歯科医師より歯科技工士が十分に理解して遂行しなければならない作業といえるが，基本的な接着処理方法は共通である．

レジン前装冠は，前装面に機械的維持装置を持つ点が特徴である．機械的維持装置としてはリテンションビーズや，バー，おろし金，ループ等が挙げられるが，臨床的にはリテンションビーズが頻用されている．リテンションビーズは大きすぎると審美性を損なうが小さすぎると効果が小さく，粒径0.15～0.20mm程度のものが適当とされている．

前装に先立ち，審美性の向上のために前装部外周のビーズを削除して辺縁を平坦にする（図4-19）．また，レジン層の厚みが不足する場合は，

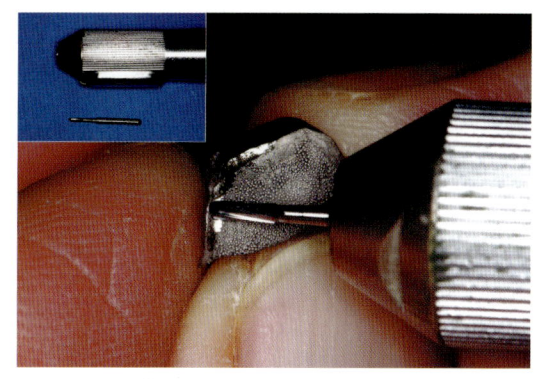

図 4-19 前装に先立ち，審美性の向上のために前装部外周のビーズを削除して辺縁を平坦にする

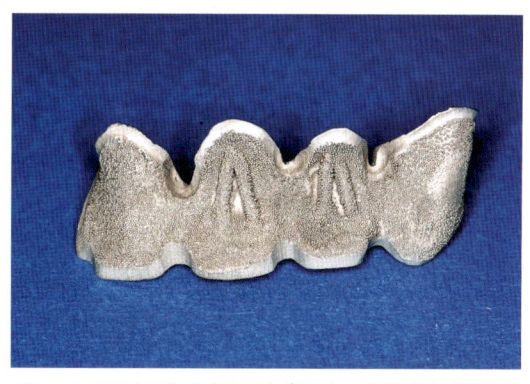

図 4-21 アルミナサンドブラストを終えた前装面

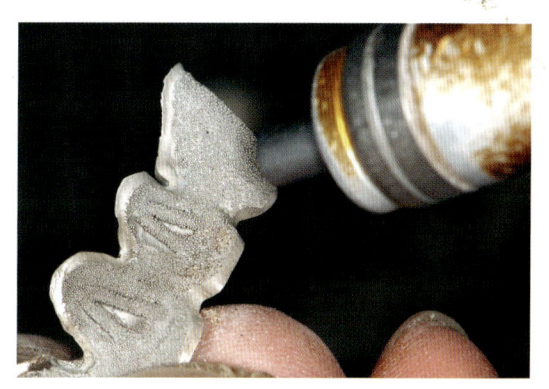

図 4-20 前装部全体にアルミナサンドブラストを行う

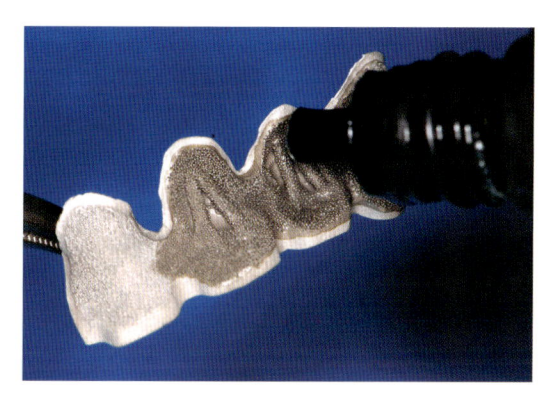

図 4-22 サンドブラストの後，プライマーを接着面へ塗布する

前装面中央部のビーズをある程度削除することができる．この後，前装部全体にアルミナサンドブラストを行う（図 4-20，21）．サンドブラスト後の表面に化学的処理を施す．接着性プライマー塗布は操作が簡便なためよく用いられる．

接着性プライマーは貴金属用，非貴金属用およびその両方に用いられるものがあり，使用する金属に応じて選択する．使用方法はメタルクラウンなどの処理と同様であり，サンドブラストの後，プライマーを接着面へ塗布する（図 4-22）．

ついでオペークを塗布する．オペークセットには，金属接着用と色調調整用の 2 種類のオペークシステムをもつものがあるが，その場合は必ず接

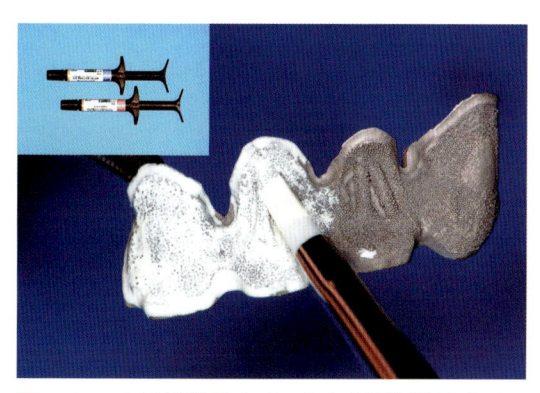

図 4-23 金属接着用オペークと色調調整用オペークの 2 種類のオペークをもつシステムでは必ず接着用オペークも使用する

2 メタルクラウン，陶材焼付鋳造冠，接着性ブリッジ，硬質レジン前装冠 71

着用オペークも使用する（図 4-23）.

以後は通法に従い順次築盛し，重合し，研磨して完成する（図 4-24, 25）．近年，前装用レジンの重合後の機械的性質に対する高光強度技工用光照射器の有用性が報告されており[3]，作業時間も短縮されることから推奨されているが，高光強度光照射器ではレジンの重合収縮が大きく，硬質レジン前装冠の場合も重合初期からの連続使用で金属―レジン間の接着強さが低下することが報告されている[4]．重合収縮を最小限にするには初期重合で敢えて光強度を弱くする必要があり，築盛の最初に中間重合器を用いたり，光強度のコントロールが可能な重合器を用いる[5]．

4 終わりに

金属を用いた補綴装置の接着の基本概念は，装置が異なってもほぼ同じである．歯質接着システムのように新しい商品が次々と上市される訳でもなく，接着機構さえ理解すれば臨床におけるストレスは少なくなる．

さらに，装置として用いる金属や接着システムを限定すれば，少ない費用と労力で満足のいく補綴装置を「接着」させることができる．接着の知識は固定性補綴装置臨床においても必須である．

（田上直美，永野清司）

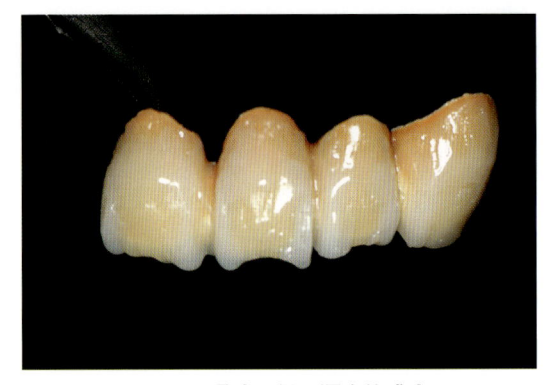

図 4-24　通法に従い順次築盛する

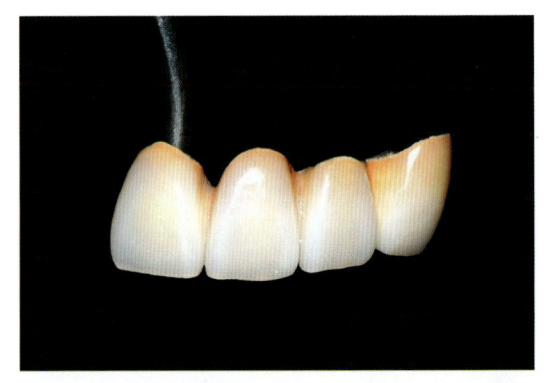

図 4-25　重合，研磨して完成した硬質レジン前装冠

文献

1) 下江宰司，永野清司，松村英雄：アルミナサンドブラストの接着処理効果と補綴物へのダメージについて，日歯技工誌，18 (1)：71-75, 1997.
2) 永野清司，下江宰司，柳田廣明，田上直美，松村英雄：サンドブラスト処理におけるアルミナ粒径が金銀パラジウム合金と前装用レジンの接着強さおよび辺縁の変形に及ぼす影響，日歯技工誌，22 (1)：101-105, 2001.
3) Matsumura H, Tanoue N, Atsuta M and Kitazawa S：A metal halide light source for laboratory curing of prosthetic composite materials, J Dent Res, 76：688-693, 1997.
4) Tanoue N, Shimoe S, Atsuta M and Matsumura H：Application of a preliminary light-curing unit for enhanced bonding between a gold alloy and veneering materials, Am J Dent, 18：82-86, 2005.
5) Tanoue N, Atsuta M, Kitazawa S, Koizumi H and Matsumura H：A new laboratory polymerizing apparatus equipped with different light sources, Dent Mater J, 24：43-48, 2005.

4章 補綴系

3 メタルフリー修復：オールセラミッククラウン・ブリッジ

1 はじめに

オールセラミック修復は，メタルフリーで光透過性があり，天然歯の色調を再現できる最も審美性に優れた歯冠修復法である．これは，Land（1887年）が考案したポーセレンジャケットクラウンが起源とされる．ポーセレンジャケットクラウンは，これまで適合性と強度に問題があり臨床で普及してこなかった．近年，CAD/CAM技術を応用した適合性と審美性に優れた歯科用CAD/CAMシステムの開発ならびに高強度で破折しにくい新素材が開発され，ブリッジも可能な新世代のオールセラミック修復システムが実用化された．

新世代のオールセラミック修復物は，シランカップリング処理して接着性レジンセメントで接着することにより歯質と一体化され，補強効果が期待される．この補強効果によって，審美性，適合性，強度，予後に優れたオールセラミック修復が可能となった．メタルフリーで金属アレルギー患者に使用可能な点と合わせて，オールセラミック修復が脚光を浴びている．以下，オールセラミック修復の変遷（図4-26）[1]とその概要を紹介する．

2 オールセラミッククラウン・ブリッジの変遷

① 旧世代のオールセラミック修復（1880～1970年代）：ポーセレンジャケットクラウン

（1）興隆期（1880～1940年代）：金属箔マト

```
1．旧世代のオールセラミック修復（1880～
   1970年代）：ポーセレンジャケットクラウン
  1）興隆期（1880～1940年代）
   ・金属箔マトリックス法
  2）復興期（1950～1960年代）
   ・アルミナスポーセレンジャケットクラウン
  3）低迷期（1970年代）
   ・耐火模型直接焼成法
2．新世代のオールセラミック修復（1980年代～
   現在）：オールセラミッククラウン・ブリッジ
  1）第一世代（1980年代）
   ・鋳造成形法（キャスタブルセラミックスク
    ラウン）
   ・射出成形法
  2）第二世代（1990年代）
   ・加熱加圧成形法
   ・耐火模型高強度セラミックスコア法
  3）第三世代（2000年代）
   ・歯科用CAD/CAMシステム
   ・その他の機械加工システム
```

図4-26 オールセラミック修復の変遷

リックス法

セラミックの歯科への応用は，陶歯の開発が最初である（Duchateau 1774年）．その後，歯冠修復への応用が試みられ，Richmondは陶歯を金属で裏装したポストクラウンを考案（1880年）する．Landは，白金箔上に高溶長石質陶材を築盛して焼成する，白金箔マトリック法によるポーセレンジャケットクラウン（ランドジャケットクラウン）を考案し（1887年），臨床応用する（1903年）．これがオールセラミック修復の起源となる．さらに専用の陶材焼成用電気炉の開発（Custer 1894年）と，1925年にLe Groらによって臨床術式が完成

され，金属箔マトリック法によるポーセレンジャケットクラウンが歯科臨床で使用されるようになる．

日本では，大正末期（1920年代）に欧米へ留学した歯科医師により，輸入器材を使用してポーセレンジャケットクラウンが作製され臨床応用された．その後，国産（松風）の陶材と陶材焼成用電気炉が発売されるが，広く普及する前に第二次大戦となり，ポーセレンジャケットクラウンによる修復は戦後まで中断されることになる．

(2) 復興期（1950～1960年代）：アルミナスポーセレンジャケットクラウン

戦後14年経過した1959年に国産（松風）の陶材と，陶材焼成用電気炉の生産が再開され，再びポーセレンジャケットクラウンが臨床で使用されるようになる．既製のシェル状陶歯を唇面に使用して，舌面を陶材で焼成するベニアポーセレンジャケットクラウンの作製技法が紹介されると，急速に普及し前歯部の修復に使用される．

1965年にMcLeanらが，従来の長石質陶材に比べて強度に優れる50％のアルミナを含有するアルミナス陶材を開発した．この陶材は，高い強度を有するが不透明なため，ポーセレンジャケットクラウンのコア材として使用され，その上にアルミナを15％含有するボディ陶材と，5％含有するエナメル陶材を築盛し焼成された．その結果，従来の長石質陶材に比べて強度が40％向上し適用範囲が拡大した．しかし，臼歯部用としては，強度が不十分であった．

1968年には，日本でも真空焼成陶材と真空電気炉が発売され，審美性と強度が向上したアルミナスポーセレンジャケットクラウンが臨床応用されるようになる．

1960年代までの金属箔マトリックス法によるポーセレンジャケットクラウンは，審美性に優れていたが，最終的に除去する金属箔を使用するため適合が悪く，さらに強度不足で破折しやすいも のであった．

(3) 低迷期（1970年代）：耐火模型直接焼成法

1970年代になると，金属箔を用いないで耐火模型にアルミナスコア陶材を直接築盛・焼成後，歯冠色陶材を築盛・焼成する耐火模型直接焼成法が考案される．耐火模型直接焼成法は，技工工程が簡略化されるため金属箔マトリックス法に代わって普及するようになる．しかし，当時は優れた耐火模型材が開発されておらず，適合と強度の大幅な向上が得られず，耐火模型直接焼成法によるポーセレンジャケットクラウンは，後述の陶材焼付鋳造冠のように臨床で主役とはならなかった．

一方，1956年にJohnstonにより金属と陶材を溶着する方法が紹介され，1970年代前半まで基礎的研究が盛んに行われ，ブリッジも可能な陶材焼付鋳造冠の作製術式が確立された．陶材焼付鋳造冠は，適合性と強度に優れるため，以後現在に至るまで審美修復物の主役の座を占めている．

1983年には，貴金属箔を歯型に圧接後，加熱して金属コーピングとし，その上に結合材を焼付して，さらに陶材を築盛・焼成する金属箔焼付ポーセレンクラウン（セラプラティンクラウン，ルネッサンスクラウンなど）が考案される．ポーセレンジャケットクラウンの金属箔マトリックス法を応用して，陶材焼付鋳造冠のワックスアップ・埋没・鋳造の工程を省略するものであったが，技工時間を大幅に短縮するものではなく，また，ブリッジには適用できないため金属焼付鋳造冠に代わって普及することはなかった．

❷ 新世代のオールセラミック修復（1980年代～現在）：オールセラミッククラウン・ブリッジ

1980年代以降，高強度セラミックス材料とその成形法の開発が盛んに行われ，強度と審美性を兼ね備えた新しいオールセラミック修復システムが

考案され，臨床に応用されるようになる．

1．第一世代（1980年代）

鋳造成形法と射出成形法による二つの新しいシステムが，新世代のオールセラミック修復として登場する．しかし，強度不足のため臨床で破折するケースが多く，そのほとんどが生産中止となっている．

1）鋳造成形法（キャスタブルセラミッククラウン）

歯科鋳造と同じロストワックス法を使用する．金属に代わって，ガラスインゴットやセラミックインゴットを鋳込むシステムである．良好な形態再現性が特徴である．

Dicor®（Dentsply）システム（マイカ系結晶化ガラス）が最初（1984年）で，国内外で同様のシステムが開発された．鋳造後，結晶化熱処理を行うことで強度が付与される．基本的にはステイン法で色調再現を行うため，色調にバリエーションを与えにくく，さらに強度不足と口腔内での溶解性に問題があり，ほとんどの企業が開発から撤退している．現在，日本で入手可能な製品はクリセラ®（九耐デントセラム）（リン酸カルシウム系結晶化ガラス）である（図4-27）．

2）射出成形法

ロストワックス法を使用して，石膏系埋没材中にワックスアップしたエポキシ歯型を埋没して作製した鋳型に，射出成形法でセラミックスを注入してコーピングを作製するシステムである．

鋳型から掘り出すことなくそのまま結晶化を行うので，変形が少なく適合性に優れるとされる．完成したセラミックコーピングを作業用模型に戻して，従来の歯冠色陶材を築造・焼成する．Cerestore®（Johnson & Johnson）などの製品があるが，適合性や強度不足で破折するケースが多く，現在は生産されていない．

2．第二世代（1990年代）

現在も臨床で使用されているオールセラミック

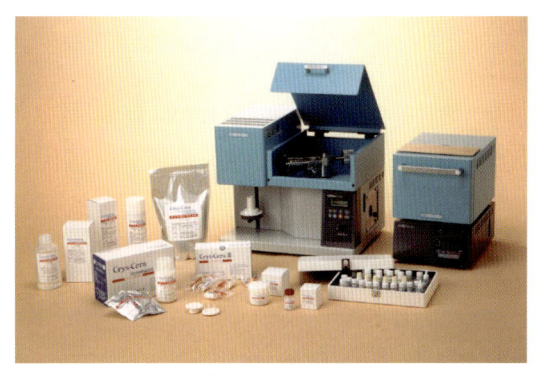

図4-27 クリセラ®システム（九耐デントセラム提供）
鋳造機，結晶化炉，専用埋没材，専用インゴット，シェーディング材などで構成されている

修復の二つの基本システムが開発された．

1）加熱加圧成形法

ロストワックス法で専用埋没材を用いて鋳型を作製し，加熱加圧成形法でセラミックインゴットを注入するシステムである．結晶化の工程が不要で，短時間で安定した強度，適合性のある修復物を作製できる．ステイン法（臼歯）だけでなく，デンティン色のセラミックスにエナメル色陶材を積層（レイヤリング法）（前歯）することで，天然歯に近い色調を再現できる．

最初に登場したのは，IPS Empress®（Ivoclar）システムである．IPS Empress®2システムでは，強度の高い2ケイ酸リチウムを含むコーピング材を使用して3歯ブリッジまで可能とされる．また，築盛する陶材が改良され，エナメル質に近い摩耗を示す．Empress®システムは，メタルコーピングを作製しないので透過性が求められるケースに適している．適合性，強度，形態も優れており臨床評価も高い．

2）耐火模型高強度セラミックスコア法

作製した耐火模型上に，アルミナスコア陶材（スリップ）を直接築盛・焼成後，ガラス浸透を行ってコーピングを作製し，作業模型に戻してその上に歯冠色陶材を築盛・焼成するシステムである．

陶材および耐火模型材の改良により，強度と適合性に優れた修復物が作製できるようになる．

本システムの代表は，In-Ceram®（Vita）で，コーピング材としてアルミナ陶材だけでなくジルコニア陶材も使用でき，ブリッジも可能とされている．In-Ceram®はコーピングを作製するので，強度が必要とされるケースに適している．適合性，強度に優れており臨床評価も高い．

日本製としては，Ceraeste®（トクヤマデンタル）（アルミノシリケート系結晶化ガラス）がある．

3．第三世代（2000年代～現在）

1）歯科用 CAD/CAM システム

1990年代になると，CAD/CAM技術の歯科への転用が図られるようになり，新しい歯科用 CAD/CAM システムの開発が盛んに行われ，2000年代には実用化され臨床で使用されるようになった．設計・加工にコンピュータを使用することにより，修復物の作製時間が大幅に短縮された．さらに歯科用ジルコニアブロックの開発（2005年薬事認可）は，ブリッジへの適用範囲を拡大した．

最初に実用化された歯科用 CAD/CAM システムは，1987年に登場した Cerec®（現在 Sirona）である．本システムは，診療室で CCD カメラを用いて支台歯を光学印象し，コンピュータで設計を行い，設計に基づいてセラミックブロックを切削加工して修復物を作製する．当初はセラミックインレーに限られていたが，改良された Cerec®3 では適合性が向上するとともに適用範囲も拡大し，クラウンも作製可能となっている．この場合，ステイン法で色調再現を行う．歯科技工所専用の Cerec inLab®（モリタ，図 4-28）もある．同様のセラミックブロックを切削加工するシステムとして，DECSY®（Media/Digital Process）がある．

現在，最も成功しているシステムは，Procera®（Nobel Biocare）システムである（図 4-29）．計測・設計を行う部門（各技工所）と，セラミックコーピングを作製する部門（加工センター）が切

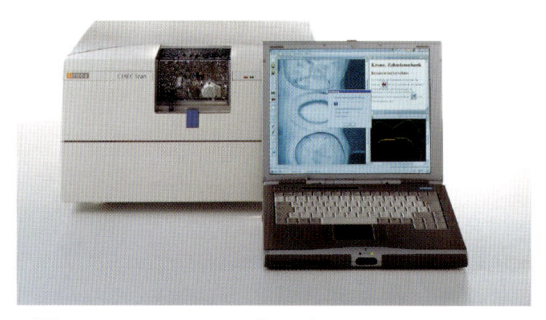

図 4-28　Cerec inLab® 3D システム（モリタ提供）

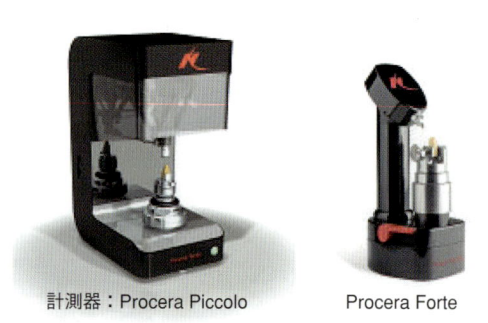

計測器：Procera Piccolo　　Procera Forte

図 4-29　Procera® システム（ノーベル・バイオケア提供）

り離されたシステムである．開発企業が運営する加工センターは，スウェーデン，ニュージャージー（米国）そして今年から日本にも設置されている．

インターネットを経由してタッチプローブで計測した支台歯データを技工センターに送信するだけで，数日後に完成したコーピングが技工所に送られてくる．そのコーピングの上に歯冠色ポーセレンを築盛・焼成する．本システムにより，技工時間が大幅に短縮されることになった．同様のシステムとして，Cercon®（Dentsply），Everest®（KaVo），Smart Fit®（DCS AG），Lava®（3M），Zeno®（Wieland）などが実用化されている．これらのシステムでは，均一かつ緻密に焼成されたセラミックブロックを切削加工してコーピングを作製するので，コーピングの強度が大幅に向上している．コーピングにジルコニアブロックを使用すれば，臼歯ブリッジやロングスパンのブリッジが

可能とされている．

　2）その他の機械加工システム

　CAD/CAM システム以外にも，工業界で行われている機械加工技術を歯科に転用するシステムが開発されている．

　倣い加工の技術を歯科に応用したシステムとして，日本製の Cadim® 105（ADVANCE）システムがある．歯型上にレジン，あるいはワックスを盛って作製したコーピングパターンおよび歯型を計測して，そのデータを基にセラミックブロックを切削してコーピングを作製する．計測部と切削部は独立し自動化されている．作製したセラミックコーピングにガラス浸透処理を行い，その上に歯冠色陶材を築盛・焼成する．歯冠パターンを計測した場合は，クラウンを直接作製できる．この場合は，ステイン法で色調を調整する必要がある．本システムは計測と加工の精度が高いが，切削に時間がかかり，また，従来のロストワックス法と同様にパターンの作製が必要で，結局手順が簡略化されていないためあまり普及していない．

　電気泳動法によるセラミック電気メッキの技術を，歯科に応用したシステムとして Wol-Ceram®（Wol-Fent）システムがある．電気メッキの原理で，セラミック泥に直接支台歯模型を浸漬して通電し，模型表面にセラミック泥を均一にメッキ後，焼結して緻密なコーピングを作製する．その上に歯冠色陶材を築盛する．適合性に優れ，酸化ジルコニウムに次ぐ強度を有するとされている．

3　新世代オールセラミック修復の概要

❶　オールセラミック修復に関心が高まった理由

　以下の理由で，オールセラミック修復が脚光を浴び，新しいシステムが次々と開発されている．日本でも臨床応用されるようになった．オールセラミック修復は，特に欧米で需要が伸びており，今後日本でも需要が増加することが予想される．

　1．高度な審美を求める社会的要求の高まり
　　前歯部はもとより，臼歯部まで歯冠色の修復物を求めるようになる．
　2．生体親和性に優れた材料への要求の高まり
　　金属アレルギーのない生体に優しいメタルフリー歯冠修復の需要が世界的に増加する．
　3．セラミックスの改良・新開発
　　欠点とされる機械的強度を改善した高強度セラミック（アルミナ，ジルコニア）材料が開発され，日本でも認可され市販されるようになる．前歯部や小臼歯部の単冠のみならず，前歯・臼歯ブリッジも可能となる．
　4．新システムによる歯科技工の変革
　　コンピュータを利用して技工ステップの簡略化（自動化）が図られる．新システムの導入により，作業効率が向上し，熟練や経験が問われなくなる．
　5．接着歯学の進歩
　　歯質への接着性が向上した接着性レジンセメントの出現と，セラミックスと接着性レジンセメントとの接着を可能にするシランカップリング処理法が開発される．

❷　特徴

　CAD/CAM システムを中心とした新世代のオールセラミック修復には次の特徴がある．
　1．高度な審美性の再現が可能である．
　2．メタルフリーで光透過性があり，歯頸部の不透明感がなく天然歯の色調を再現できる．また金属色の露出による歯肉の変色がない．
　3．生体親和性に優れ，歯肉や歯周組織に悪影響がない．
　4．メタルフリーで金属アレルギーがないので

製作法		システム（製品）名	臨床評価
金属箔マトリックス法	金属箔築盛・焼成法 ：金属箔に陶材築盛・焼成	従来のアルミナス陶材使用 ：ポーセレンジャケットクラウン	△〜○
耐火模型法	耐火模型直接焼成法 ：耐火模型に陶材築盛・焼成	従来のアルミナス陶材使用 ：ポーセレンジャケットクラウン	○
	耐火模型高強度セラミックスコア法 ：ガラス浸透焼成後，陶材焼成	In-Ceram® （Vita）	◎
ロストワックス法	鋳造成型法 ：キャスタブルセラミックス	Crys Cera® （九耐デントセラム）	△〜○
	加熱加圧成形法	IPS Empress®1,2（Ivoclar） Ceraeste®（トクヤマデンタル）	◎
機械加工法	CAD/CAM（ミリング法）	Procera®（Novel Biocare） GN-1®（ジーシー） Decsy®（Media） Cercon® System（Degudent） Everest®（KaVo） Cerec®3，inLab 3D®（Sirona） Smart Rit®（DCS AG） Lava®（3M Espe） Denta® CAD（Hint-Els） Zeno® Tec System（Wieland）	○〜◎
	倣い加工（ミリング法）	Cadim®105（Advance）	○
	セラミック電気メッキ ：電気泳動法	Wol-Ceram®（Wol-Fent）	◎

図4-30　オールセラミック修復システムの製作法による分類（現在日本で使用可能なシステム）

金属アレルギー症例に使用できる．

5．シランカップリング処理により接着性レジンセメントと化学的結合が可能となり，歯質・セメント・修復物が一体化して補強効果が期待される．

6．材料，システムの改良と新開発により，臨床上問題がない強度と適合性を有する．

7．コンピュータを使用するCAD/CAMシステムでは，技工ステップが自動化され作業効率が向上し，熟練や経験が問われなくなる．

8．種数によっては，硬くて脆いため，衝撃力に弱く破折の危険がある．

9．エナメル質より硬いため，対合歯が過度に摩耗する恐れがある．

10．コストパフォーマンスが高い．

なお，8，9については，セラミック材料の更なる改良・新開発により改善されつつある．10については，システムの普及とIT利用による技工の分業化，効率化によって価格が下がることが期待される．

❸ 適応症，禁忌症

一般的な適応症と禁忌症は以下のとおりである．
1．適応症
①特に高度な審美性が必要な全部被覆冠症例

システム	適応症 コーピング クラウン	適応症 コーピング ブリッジ	適応症 歯冠形態 クラウン	適応症 歯冠形態 ブリッジ	セラミック適応材料	その他
Procera®	◯	◯			高密度焼結型アルミナセラミックス 酸化ジルコニウムセラミックス（単冠）	プローブ計測 加工センター
GN-1®	◯	◯	◯		シリケートセラミックス インセラムスピネル・アルミナ ・ジルコニア	レーザー計測 加工センター
Decsy®			◯		シリケートセラミックス	レーザー計測 加工センター
Cercon®	◯	◯			酸化ジルコニウムセラミックス	レーザー計測
Everest®	◯	◯	◯	◯	シリケートセラミックス 酸化ジルコニウムセラミックス	CCDカメラ計測
Cerec® 3 Cerec® inLab 3D	◯	◯	◯		シリケートセラミックス インセラムスピネル・アルミナ ・ジルコニア 酸化ジルコニウムセラミックス	CCDカメラ計測 レーザー計測
Smart Fit®	◯	◯			インセラムアルミナ・ジルコニア 酸化ジルコニウムセラミックス	レーザー計測 加工センター
Lava®	◯	◯			酸化ジルコニウムセラミックス	CCDカメラ計測
Denta CAD®	◯	◯	◯		シリケートセラミックス インセラムスピネル・アルミナ ・ジルコニア	CCDカメラ計測
Zeno®	◯	◯			酸化ジルコニウムセラミックス	CCDカメラ計測 海外加工センター

図4-31　日本で使用可能なCAD/CAMシステムと適応症，適用材料，計測法

②単冠から1歯欠損3ユニットのブリッジ症例

2．禁忌症
①多数歯欠損のブリッジ症例
②歯軋りやクレンチング症例
③歯冠長が短い症例
④歯冠の頬（唇）舌径が狭い症例
⑤生活歯で形成により露髄する危険性のある症例

4 分類

現在，日本で使用可能なクラウン・ブリッジ用オールセラミック修復システムの分類を図4-30に示す．CAD/CAMシステムについては，その適応症，使用可能なセラミックス材料を図4-31に示す．

5 支台歯形成[2]

オールセラミッククラウンは，使用するセラ

ミック材料の特性により衝撃力に弱く，その点に配慮して支台歯形成は歯質削除量が多くなる．歯質削除量が多いと維持力の低下や破折を起こすことがあり注意を要する．支台歯形成の基本は全部鋳造冠と共通している．

1．軸面
軸面は歯軸に対して 2～5°の傾斜角（テーパー角 4～10°）が基本となる．最大豊隆部から咬合面にかけては，臼歯頰舌面では 2 面形成，前歯唇面では 3 面形成となる．削除量は 1.0～1.5 mm（前歯），1.5～2.0 mm（臼歯）とする．

2．咬合面，切縁
臼歯咬合面は機能咬頭部で 2.0 mm，非機能咬頭部で 1.5 mm 削除し，前歯切縁は 1.5～2.0 mm 削除する．上顎前歯切縁は対合歯に直角に削除し，下顎前歯切縁は唇側に傾斜させて削除する．

3．前歯舌面
舌面切縁から基底結節は 1.0～1.5 mm 削除する．基底結節から歯頸部にかけては，軸面の高さが短く（3.5 mm 以上）ならないようにする．

4．移行部
各面の移行部は応力の集中を避けるため丸める．基底結節から歯頸部にかけては，軸面の高さが短く（3.5 mm 以上）ならないようにする．

5．移行部
各面の移行部は応力の集中を避けるため丸める．

6．歯頸部（マージン部）
マージンの形態はヘビーシャンファーか隅角が丸いショルダーとする．削除量は 1.0 mm とする．

7．歯面の研磨
精度と維持力の関係から，研磨用ダイヤモンドポイント（スーパーファイン）かホワイトポイントで研磨する．

❻ 試適，調整，装着[2]

脆弱な材料を使用しているので，特に試適時の破折に注意が必要となる．合着材としては，支台歯およびセラミックスとの一体化により，補強効果が期待できる接着性レジンセメントの使用が推奨されている．

1．隣接面コンタクト調整
まず，50 μm のコンタクトゲージが入るまで，咬合紙で接触点を印記させ，ホワイトポイントおよびシリコーンポイントで研削・調整する．

2．適合診査と調整
探針，適合試験材でマージンの適合を診査する．干渉部をホワイトポイントで削合する．

3．咬合調整
咬合紙やインディケーターワックスを用いて軽くタッピングさせ早期接触部を印記させ，ホワイトポイントで削合する．臼歯では，偏心運動時の干渉部を印記させ，ホワイトポイントで削合する．作業側の干渉は，破折の原因になるので慎重に診査して調整する．

4．研磨
シリコーンポイント（青，茶）を用いて光沢が出るまで研磨し，洗浄後ダイヤモンドポリッシングペーストを用いてバフ研磨を行う．

5．接着材の色調決定
オペークを使用しないオールセラミックスクラウン（キャスタブルセラミックスなど）では，色調調節のために支台歯の象牙質色を透過させる場合と遮蔽する場合がある．遮蔽する場合は，試適用シェードペーストをクラウン内面に塗布して試適し，接着材のシェードを選択する．

6．接着[3]
オールセラミック修復物は，圧縮力には強いが，引張り，剪断，衝撃に弱い特徴がある．そのため支台歯との一体化により，補強効果が期待できる接着性レジンセメントの使用が推奨されている．

接着前に以下の前処置が必要になる．
　①クラウン（セラミックス）内面処理
　従来タイプの分散強化型セラミクスは，シリカを多く含むのでシランカップリング処理が有効である．インセラム・アルミナのようなガラス浸潤型セラミックスに対しても，浸潤ガラスにシリカが含まれ，シランカップリング処理が有効である．
＜シランカップリング処理法＞
　a．ダイヤモンドポイントによる表面研削あるいはアルミナサンドブラスト処理
　b．リン酸エッチング処理
　c．接着材によってはフッ化水素酸処理を併用
　d．中性洗剤と無水エタノールで超音波洗浄
　e．シランカップリング処理：塗布後，ドライヤーで加熱処理（110〜130℃，3分）すると効果が高まる
　a〜cの処理はセラミックの材質を問わず有効である．シラン処理剤はレジンとセラミックスを接着させる結合材となる．
　アルミナやジルコニアを高密度に焼結した高密度焼結型セラミックスはシリカを含まないので，ロカテック™システム（3M ESPE）で使用されているシリカでコーティングするトリボケミカル処理をまず行い，ついでシランカップリング処理を行う方法が有効である．
＜トリボケミカル処理法＞
　a．アルミナサンドブラスト処理
　b．シリカをコーティングしたアルミナサンドブラスト処理（シリケート層形成）
　c．シランカップリング処理
　②支台歯の表面処理
　a．ブラシや超音波スケーラーで支台歯を清掃し接着阻害因子を除去
　b．接着材指定の方法（リン酸処理，クエン酸処理など）でスミヤー層除去
　c．プライマー処理

　d．支台歯が金属で支台築造されている場合：金属用プライマー処理
　e．支台歯がコンポジットレジンで支台築造されている場合：表面研磨後，シランカップリング処理
　f．支台歯がセラミックで支台築造されている場合：表面の汚れを除去後，シランカップリング処理
　③接着，余剰接着材除去
　a．混和した接着材をクラウン内面に盛り，支台歯に適合させる．
　b．余剰接着材を硬化する前におおまかに除去
　c．接着材硬化まで閉口させ，硬化後，探針やスケーラーで余剰接着材を完全に除去する
　7．予後診査，メインテナンス
　①1週間後に咬合状態を診査し，必要なら咬合調整を行う．
　②咬合が安定するまで，1カ月経過観察を行う．
　③6カ月〜1年毎に定期検診を行い，咬合状態，歯周組織，破折の有無，二次う蝕を診査し，必要に応じて調整する．

７ 酸化ジルコニウムセラミックスによるオールセラミック修復

　現在，欧米で広く臨床応用され，最も強度のあるセラミックスとされる酸化ジルコニウムセラミックスを日本で使用する場合のシステムは，Procera®，Cercon®，Everest®，Lava，Zeno®，Smart Fit®，Cerec® inLabで，これまで困難であったロングスパンブリッジも可能となっている．
　以下，Cercon®（Degudent）システム（図4-32）による酸化ジルコニウムセラミックスを用いたオールセラミック修復の術式を示す．
　Cercon®システムは，倣い加工とCAD/CAM法の二つの方法で作製することができる．

1．倣い加工法

模型作製⇒コーピングワックスアップ⇒計測（セルコンアイ）⇒ミリング（セルコンブレイン）⇒シンタリング（焼結）（セルコンヒート）⇒形態修正⇒試適⇒歯冠色陶材築盛・焼成⇒完成

2．CAD/CAM 法（図 4-33）

模型作製⇒支台歯計測（セルアイ）⇒デザイン（セルコンアイ）⇒ミリング（セルコンブレイン）⇒シンタリング（焼結）（セルコンヒート）⇒形態修正⇒試適⇒歯冠色陶材築盛・焼成⇒完成

4 おわりに

歯科用 CAD/CAM システムによる高精度で効率化された新歯科技工システム，高強度で審美性に優れるセラミック新素材ならびに歯質と修復物が一体化する新しい接着性レジンセメントシステムによって，審美性，適合性，強度，予後に優れたロングスパン臼歯ブリッジも可能な新世代のオールセラミック修復システムが実用化された．メタルフリーで金属アレルギー患者に使用可能な利点と合わせて，オールセラミック修復が脚光を浴びている．

本章ではオールセラミック修復の変遷とその概要を紹介した．今後，欧米に続いて日本でも新しいオールセラミックスシステムが普及すると考えられる．

（玉本光弘，下江宰司）

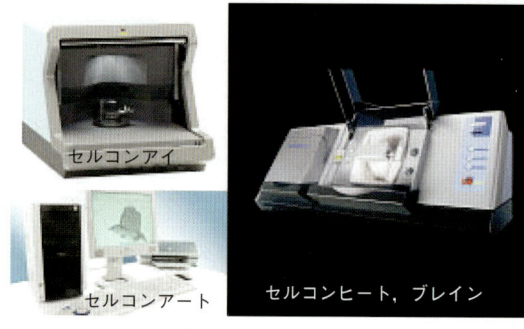

図 4-32　Cercon® システム（デンツプライ三金提供）

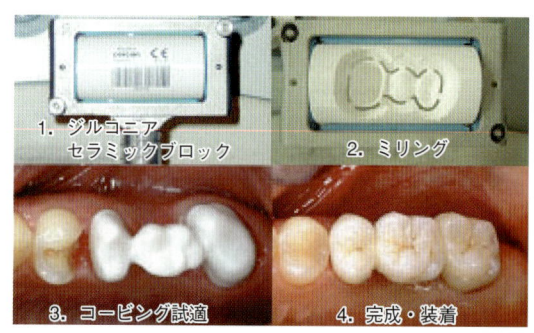

図 4-33　CAD/CAM 法によるブリッジ（デンツプライ三金提供）

文　献

1) 中村隆志：CAD/CAM とオールセラミック修復は歯科臨床をどう変えるか，QDT 別冊/システム別にみる CAD/CAM・オールセラミック修復：10-15，2005．
2) 畑　好昭，多和田泰之：Part 4 オールセラミックスの臨床術式，3．クラウン，歯科技工別冊/オールセラミックスレストレーション：170-176，2005．
3) 田中卓男，梶原浩忠：高強度セラミクスの接着システム，DE，157：5-8，2006．

4章　補綴系

4　メタルフリー修復：ラミネートベニアクラウン

1　はじめに

　ポーセレンラミネートベニアクラウンは，唇側のエナメル質を一層削除したところに，接着性レジンセメントでクラウンを貼り付ける．いわゆる，"付け爪"と同じ構造である．

　したがって，支台歯の形態は，通常のクラウン（図4-34a）やインレーのように，歯軸に対する傾斜（テーパー）や把持形態・保持形態といったものが必要なく，単純な構造で，装着（着脱）方向も歯軸と平行にするというような規制がなく，支台歯への維持は，接着がすべてである．

　現在では接着技術が進歩し，歯への接着強さは各段に向上しているものの，エナメル質への接着強さに比べて象牙質に対しては半分以下である．また，歯肉炎縁下にマージンが設定されると，歯肉溝浸出液*などの接着阻害因子の影響でテクニカルエラーが生じやすくなる．とくに，マージン部分からの色素の進入は防ぎたいところである．したがって，マージンが歯肉縁下や歯根象牙質にならないよう，原則として，切削範囲は歯肉縁上のエナメル質内に設定する（図4-34b）．

2　適応症例

正中離開，矮小歯，う蝕，着色歯（軽度）

1）利　点
・歯の表面（エナメル質）しか削らない．
・削るときに患者は痛みを感じない．
・審美性が高い．

2）欠　点
・色調表現が難しい．
・製作中にコワレやすい（取り扱い注意）．
・確実な接着操作が必要．

a．オールセラミッククラウン

□：クラウン
□：エナメル質
□：象牙質
□：歯肉

b．ポーセレンラミネートクラウン

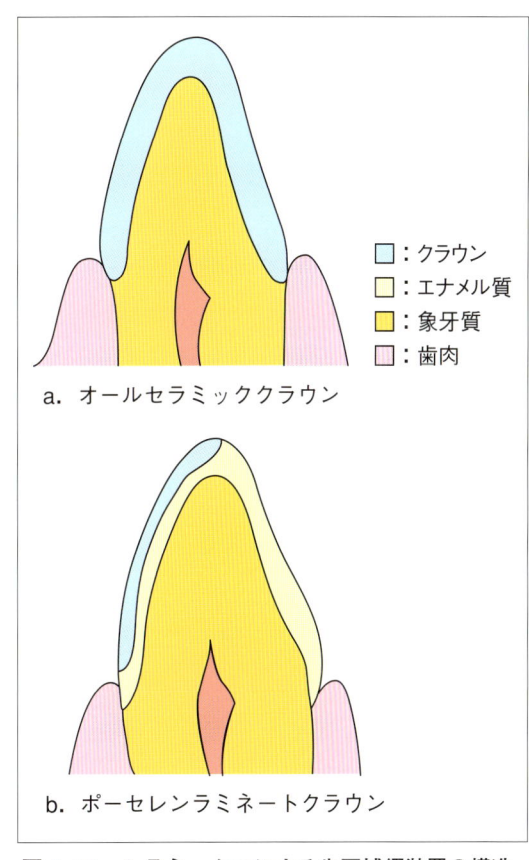

図4-34　セラミックスによる歯冠補綴装置の構造

*歯肉溝浸出液：歯周ポケット（歯と歯肉の隙間）から出てくる血液などを総称しており，接着操作では，これをいかにコントロールできるかが成功への鍵となる！

3 色調選択の時期と方法

通常，歯冠色補綴装置の色調選択は，支台歯形成後のテンポラリークラウンや反対側の同名歯を参考に行うことが多い．しかしながら，ポーセレンラミネートベニアクラウンでは，複数の歯（反対側の同名歯を含む）に施術することが多く，色調はそのままで，形態改善が主目的の症例もある．

このような場合，エナメル質の切削を行うと，象牙質色が濃く浮かび上がり，色調選択の基準となる歯（同名歯）がなくなることがある（図4-35a，b）．したがって，患者さんへのインフォームドコンセントのためにも，あらかじめ歯を削る前に色調選択を記録し，患者の同意を得ておくことが重要である．

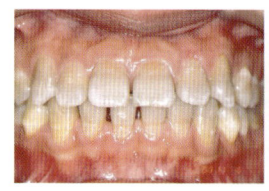

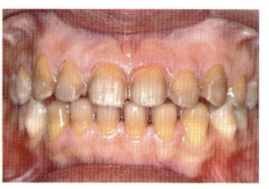

a．支台歯形成前：歯間離開と軽度の着色　　b．支台歯形成後：エナメル質内の形成

図4-35　支台歯形成による色調の変化

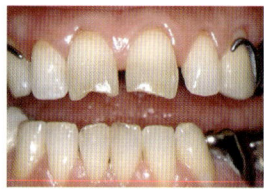

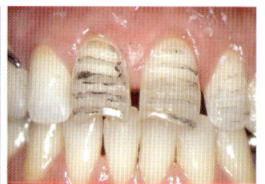

4 歯の削除範囲と量

エナメル質内の切削にとどめることを基本としているので，歯科医は最小限の切削にとどめたい．そのため，切削の深さを一定にするため専用のバーを用いてガイドグルーブを付与してから（図4-36a，b），エナメル質の削除を慎重に行う（図4-36c）．

薄く壊れやすいポーセレンラミネートベニアクラウンは，技工サイドからのリクエストとして，なるべく厚みを確保したいところであるが，エナメル質に限局していることで，クラウンの厚みが薄くても，強い接着効果を得られれば，歯質への接着後に十分な強度が得られる（図4-36d）．

a．術前（切縁破折と歯冠離開）　　b．ガイドグルーブの付与

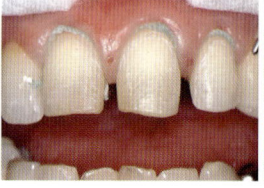

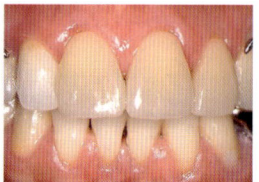

c．エナメル質の削除　　d．装着後

図4-36　歯の削除からクラウン装着まで

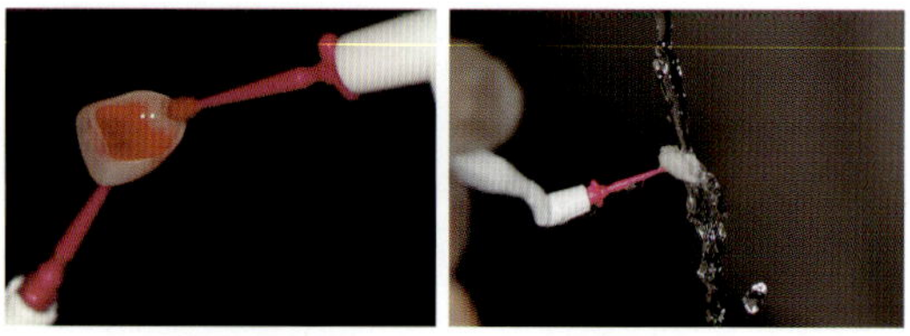

5 接着前処理

❶ 機械的維持法

代表的な機械的維持法としては，フッ化水素酸による化学的エッチング法（図4-37a，b）やサ

a．フッ化水素酸による接着面のエッチング手で触れないよう注意！　　b．流水後，超音波洗浄にて洗浄

図4-37　化学的エッチング法

ンドブラストによる機械的エッチング法がある．中でもフッ化水素酸によるエッチング法は，ポーセレン内面に簡便かつ効率的に凹凸を付与することができる方法として評価されている．しかしながら，この処理はシリカを中心に溶解しているた

め，シリカの配合率や結晶の大きさの違いによってその効果が異なり，すべての製品に対して顕著な効果があるわけではない（図4-38a～d）．

また，サンドブラスト処理の効果も報告されているが，噴射圧，粉粒の大きさ・形状，被着体ポーセレンの硬さによって左右されるため，最適なデータを示すことが困難であることが現状である．

❷ 化学的接着（シランカップリング剤）

機械的維持を施したポーセレン表面に，シランカップリング剤を塗布すると，シランカップリング剤のシラノール基がポーセレンに含まれるシリカ表面のOH基と反応し，さらに加水分解・架橋結合によってシロキサン・ネットワークを形成する（図4-39）．その結果，シリカの最表層は，レジンと結合しやすいメタクリル基でコーティングされたような構造となり，ようやくレジンとの接着性が得られる．すなわち，ポーセレン表面にシリカ（Si）が豊富にあることが条件となる．

歯科で用いられているシランカップリング剤は，3MPS（3-メタクリロキシプロピルトリメトキシシラン）で，シロキサン・ネットワークを形成させるには3MPSを賦活化させる必要があり，反応開始剤として酸を添加することで比較的容易に活性化できる．しかしながら，保存安定性が悪いのが最大の欠点であり，市販されているシランカップリング剤には，塗布直前に活性化させて使用する2液混和タイプまたは1液＋ボンディング材混合タイプの製品が，1液タイプに比べて高い安定性と効果があるとされている（図4-40a～c）．

また，シロキサン結合は水素を取り込んで架橋結合するが，水中に浸漬すると加水分解をおこし，長期安定性が十分でないとの指摘もあり，耐水性

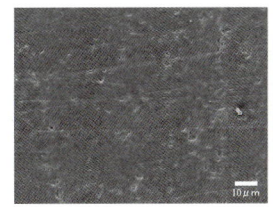

a．研磨面
（＃600で研磨したCAD/CAM用ブロックVita MarkⅡ）

b．エッチング面
（Vita Ceramic Etchにて30秒エッチングしたCAD/CAM用ブロックVita MarkⅡ）

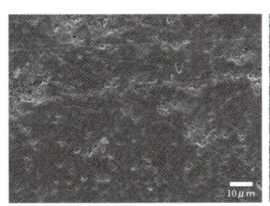

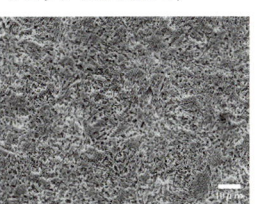

c．研磨面
（＃600で研磨した射出成型加工用ブロック　エンプレス）

d．エッチング面
（Vita Ceramic Etchにて30秒エッチングした射出成型加工用ブロック　エンプレス）

図4-38　ポーセレン内面の電子顕微鏡像

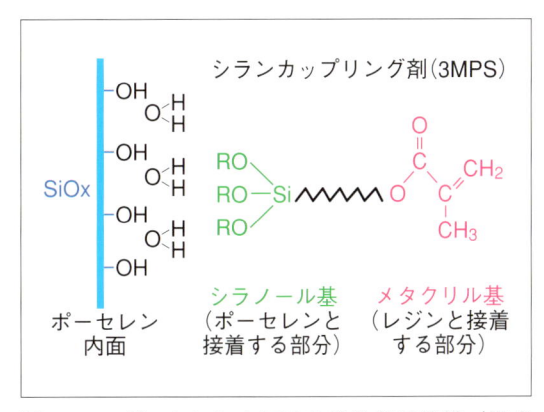

図4-39　ポーセレン内面の化学的接着機構（模式図）

の高いフッ素系シランを混合した新たなシランカップリング剤の開発も行われている．

6 レジンセメントによる接着

完成したポーセレンラミネートベニアクラウンは,辺縁部は薄くピンセットなどによる把持が困難であるため,光重合型ボンディング材で仮着したキャリアーを用いると便利である[1](図4-41, 42).

内面処理は,技工室サイドでフッ化水素酸やサンドブラスターによる機械的エッチング・超音波洗浄まで行っておく.診療室では,隣接面コンタクトのチェック・調整のため,装着前に必ず口腔内試適を行う必要があるため,唾液等の接着マイナス因子による汚染を想定し,試適後に,内面のシランカップリングおよびレジンコーティングを行う.

1 ポーセレンのレジンコーティング

レジン最大の欠点は重合収縮である.もし,シランカップリング処理によってレジンとの接着性を得たポーセレン内面に,レジンセメントを用いて口腔内に装着すると,収縮方向がレジン中央に向かうため,当然,ポーセレン内面でのコントラクションギャップ(重合収縮による間隙)が生じやすくなる.そこで,セメントによる装着の前処置として,シランカップリング処理後のポーセレン内面に,ボンディング材によるレジンコーティングを施し(図4-43),接着界面部の強化を図るべきである.

しかし,光重合型レジンで装着前に重合硬化させてしまうと,浮き上がりなど支台歯への不適合が生じる.ポーセレンの場合,模型上での精密な咬合調整が特に重要であり,適合精度の低下は避けたい.そこで,ポーセレンラミネートベニアクラウンの内面処理としては,シランカップリング処理とレジンコーティングを同時に,しかもデュアルキュア(化学・光重合併用型)で行えるシステムが推奨される.

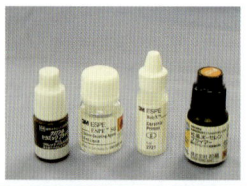

a.1液タイプ

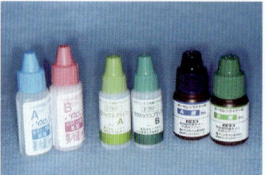

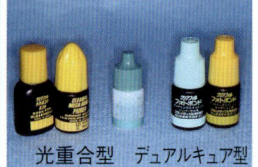

b.2液混和タイプ

c.1液＋ボンディング材混和タイプ

光重合型　デュアルキュア型

図4-40　各種シランカップリング剤

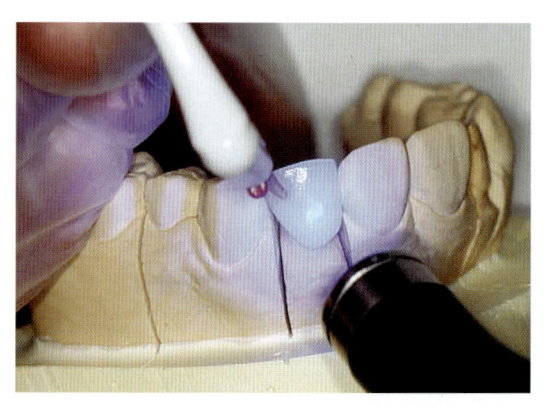

図4-41　光重合型ボンディング材でマイクロブラシの先端に仮着すると便利である

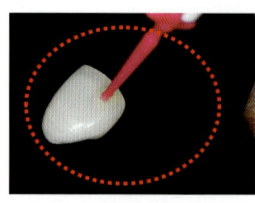

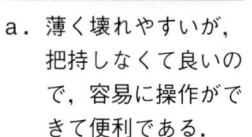

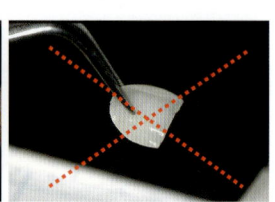

a.薄く壊れやすいが,把持しなくて良いので,容易に操作ができて便利である.

b.ピンセットでの把持は,不安定であり,内面処理がうまくできないので,避けるべきである.

図4-42　ポーセレンラミネートベニアクラウンの取り扱い方法

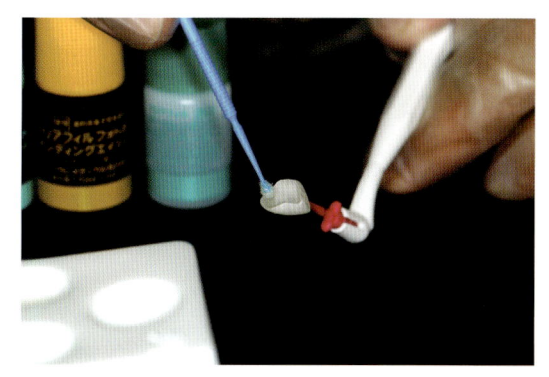

図4-43 内面のレジンコーティングには，デュアルキュア型が望ましい

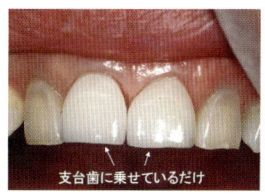

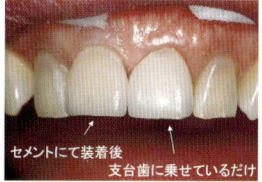

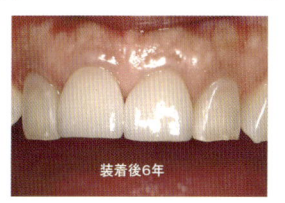

a.
b.
c. 装着後6年

図4-44 セメントによる装着後，色が調和するポーセレンラミネートベニアクラウン

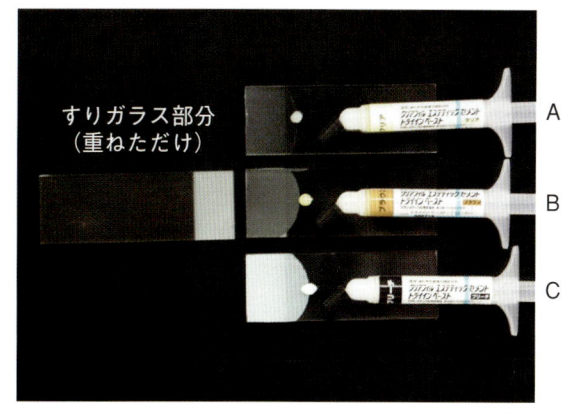

図4-45 2枚のスライドガラス（すりガラス部分）を重ねただけに比べ，試適用ペースト（A，B，C）を介在させると，ペーストの色だけでなく，透明感が生じる

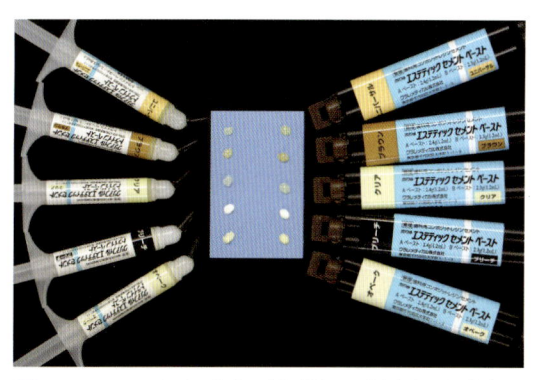

図4-46 セメント各色（右側）に対応した試適用ペースト（左側）

❷ 試適によるセメントの選択

　ポーセレンラミネートベニアクラウンは，口腔内試適時に，支台歯に置いただけでは色調の適合性が確認できない（図4-44a，b）．実際にレジンセメントで装着すると，自然感のある色調に変化する（カメレオン効果）（図4-44c）．これは，試適時には支台歯とクラウンの間に空気の層があるのに対し，装着後はレジンセメントで満たされるため，光の散乱や透過性に変化が生じることや，セメントの色が透けて見えるためである．

　最近では，装着後の色調を予測するため，セメントと同じ色調の試適用ペーストが用意されている接着システムがあり，色調の変化を予測できるようになっている（図4-45，46）．

❸ 接着操作における注意

　一般に，デュアルキュア型のレジンセメントの多くは，重合開始剤としてBPO/アミン系を採用している．アミンは，プライマーに含まれる酸性の機能性（接着性）モノマーと反応・中和してしまうため，その役割を十分に果すことができない．

4 メタルフリー修復：ラミネートベニアクラウン　87

そこで，スルフィン酸塩（アルカリ性）などを添加して，その対策が講じられているが，プライマーによる化学重合率の低下は否めない．

また，光触媒（カンファーキノン）もアミンを媒介してラジカル重合反応を展開するため，アミンの働きが十分でないとその効果は発揮されず，接着界面からのより確実なデュアルキュアシステムの確立が望まれるところである．

オペークを使用していないポーセレンラミネートベニアクラウンのように厚みが薄く，光透過性の良い修復物の接着では，操作の利便性から光重合タイプのレジンセメントが望ましい．とくに，デュアルキュア型は，歯面に塗布するプライマーに重合開始剤が含まれており，歯面に触れただけで重合硬化が始まるものがあり，通常のクラウンと違って装着の位置決めが安定しにくいポーセレンラミネートクラウンでは，接着操作中に慌てるとズレやすく，やり直しできないので，注意が必要である．

また，ラミネートベニアクラウンなど形成面の構造が単純（平坦）で，セメントの溢出圧が均等かつスムーズに確保できる場合，手指による不安定かつ過度な加圧は辺縁破折につながる可能性がある．そこで，超音波スケーラーの先端にラバーチップ（SONIC SWING, SONICSYS, KAVO）を取り付けて修復物に振動を与えることで，接着に必要な必要最小限のセメントを窩洞内に残したまま，余剰セメントを容易に排出できる[2]（図 4-47〜49）．これにより，セメントによる装着時の浮き上がり防止および気泡混入防止に役立つ．

また現状では，硬化体形成までに数分で完了することになっている（図 4-50）．しかしながら見かけ上の重合硬化とは別に，実際の分子構造的な重合完了までの到達時間はさらに長い．すなわち，装着当日は最小限の咬合調整にとどめるべきで（図 4-51），低速回転研磨時の振動がボンディングレジン重合過程に加えられると塑性変形を起こ

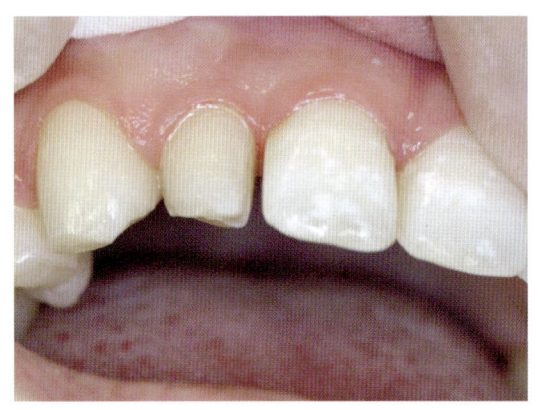

図 4-47 試適終了後，歯面を清掃する

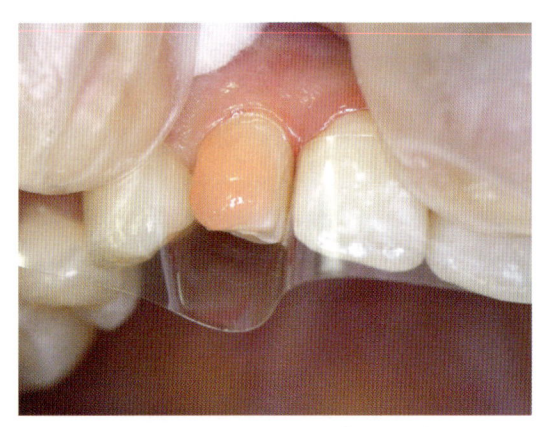

図 4-48 セルロイドストリップスで隣在歯を保護しながらリン酸溶液（37%）でエッチングする

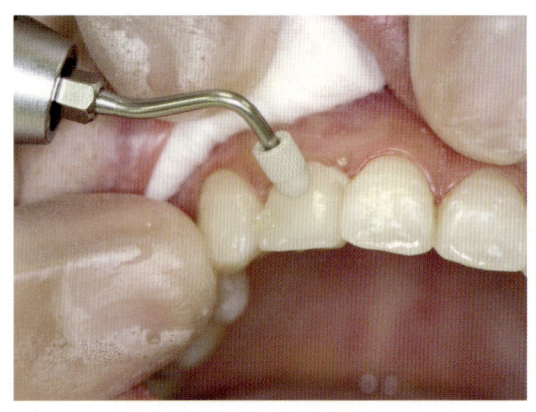

図 4-49 軽くラバーチップで圧接しながら，超音波振動を与える

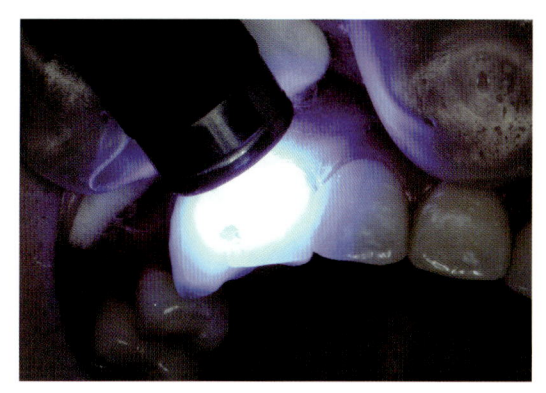

図 4-50　余剰セメントを除去後，接着位置を再確認してから，光照射を行う

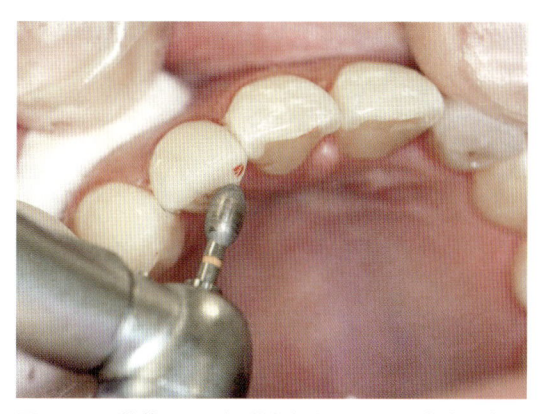

図 4-51　装着日は，振動を与えないよう高速研磨器具で，必要最小限の咬合調整を行う

し，接着効果の低下を招く危険性がある．したがって，仕上げ研磨は，重合が安定した翌日以降に行うことが望ましい．　　　　　　　　（井野　智）

文　献
1）井野　智，豊田　實：歯科臨床のエキスパートを目指して　ボンディッドレストレーション 8 ポーセレンインレー・アンレーレストレーション，医歯薬出版，東京，2006.
2）Hickel R and Kunzelmann K-H：Keramikinlays und veneers, Hanser, 1997.

4章　補綴系

5 高密度フィラー配合ハイブリッド型コンポジットレジン（ハイブリッドセラミック）クラウンとファイバーブリッジの接着技法

1 はじめに

　近年，高密度フィラー配合ハイブリッド型コンポジットレジン（以下 HC）は操作性，審美性，耐久性に優れていることから臨床応用が増えている．またメタルフレームの代わりに，ファイバーで補強することで HC によるメタルフリーブリッジが可能となり，審美修復治療はもちろん金属アレルギー患者などにも応用範囲が広がった．しかし，経過観察において接着操作の誤りが原因と思われる，二次う蝕や脱離，辺縁漏洩による変色を呈した症例（図 4-52）なども見られる．

　患者の口腔内に装着された修復物が長期間機能し，かつ審美的にも満足が得られるためには，その修復材料の物性に頼るばかりではなく，接着技法に関してもわれわれは熟知しておくことが必要である．そこで本章では，HC クラウンおよびファイバーブリッジの技工ならびに接着時における注意事項に関して解説する．

2 臨床術式

1 HC クラウンの接着操作

1）材料
・HC：グラディアフォルテ®（ジーシー，図 4-53）
・接着性レジンセメント：リンクマックス®（ジーシー，図 4-54）

2）技工サイドでの注意点
HC クラウンが脱離・破折せずに長期間口腔内

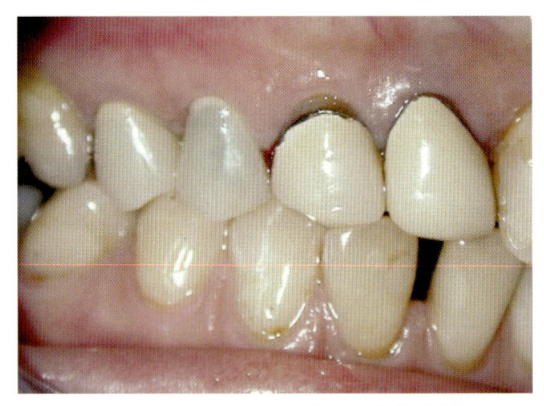

図 4-52　4｜HC クラウンの変色症例
適切な接着技法が施されなかったために辺縁漏洩が原因で変色したと思われる

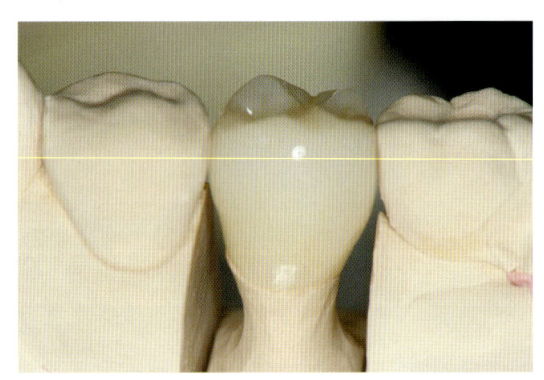

図 4-53　｜5 に作製した HC クラウン
グラディアフォルテ®（ジーシー）を使用した

で機能するためには，接着性レジンセメントを用いクラウンを支台歯に強固に接着させることが必要である．クラウン内面に歯型に塗布した分離材，スペーサー材（WAX など）が付着している場合は，それらが接着阻害因子となることから除去しなくてはならない．これらは，スチームクリーナー

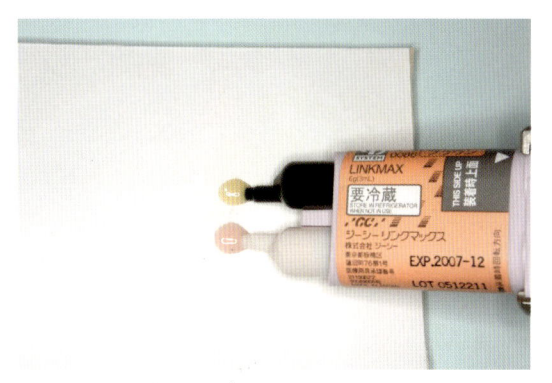

図 4-54　接着性レジンセメントのリンクマックス®（ジーシー）
Aペースト，Bペーストを等量採取し10秒間練和する

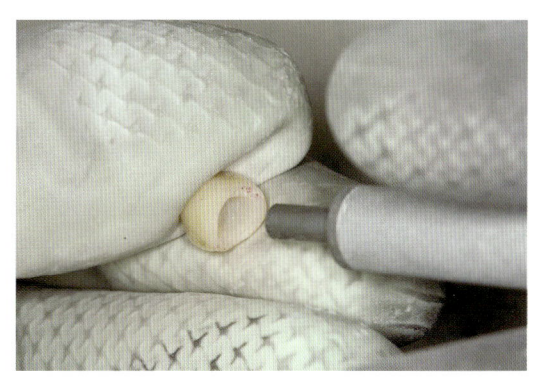

図 4-56　サンドブラスト処理（低圧）
高密度で配合されているフィラーがクラウン内面に露出することでシランカップリング処理による接着効果が高まる

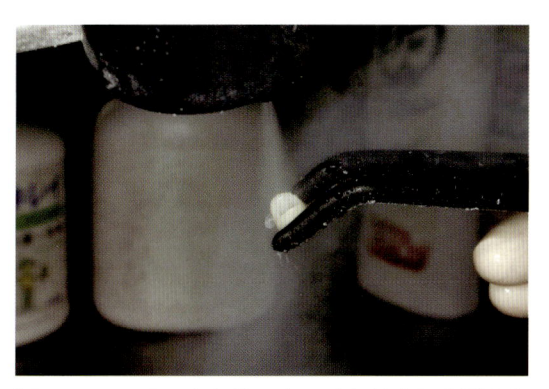

図 4-55　スチームクリーナーでクラウン内面の歯型分離材，スペーサーなどを除去する

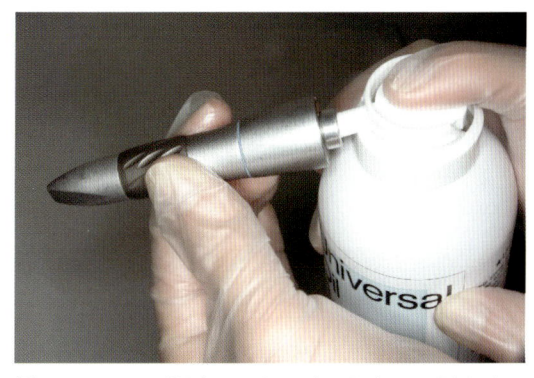

図 4-57　ハンドピースのメインテナンス用オイルは接着阻害因子の一つである

（図4-55）やアルミナによるサンドブラスト処理（図4-56）で除去が可能である．

　サンドブラスト処理後は，アルミナ粒子をクラウン内面から完全に除去する．このサンドブラスト処理によって，HCに高密度で配合されているフィラーがクラウン内面に露出し，その後に行うシランカップリング処理による接着効果が高まる．

3）臨床術式
（1）クラウン内面の処理
　クラウンの内面調整，咬合調整，研磨が終了したら，以後の操作は手指が直接被着面（クラウン内面）に触れないようにゴム手袋を着用して進める．クラウン内面調整に使用したシリコーン系印象材の適合試験材のシリコーンオイル，またバーでクラウン内面を削合調整する際に，ストレートハンドピースから霧状に出るオイル（図4-57），血液，唾液などが接着阻害因子になる．それらの除去にはスチームクリーナー，歯面清掃器やアセトン（アルコール）綿球などを使用する．また，リン酸によるクラウン内面のエッチング（図4-58）は清掃効果と活性化をはかり，セメントの濡れを向上させる．リン酸処理後は水洗を十分に行い，エアーでクラウンを乾燥させる．次にセラミッ

5　高密度フィラー配合ハイブリッド型コンポジットレジンクラウンとファイバーブリッジの接着技法　91

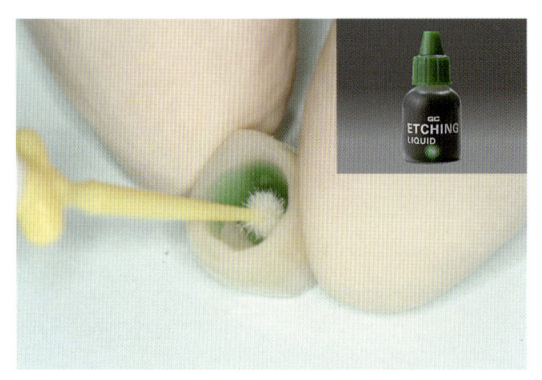

図4-58 リン酸によるエッチング処理（30秒）
クラウン内面の清掃と活性化をはかり，セメントのぬれをよくする

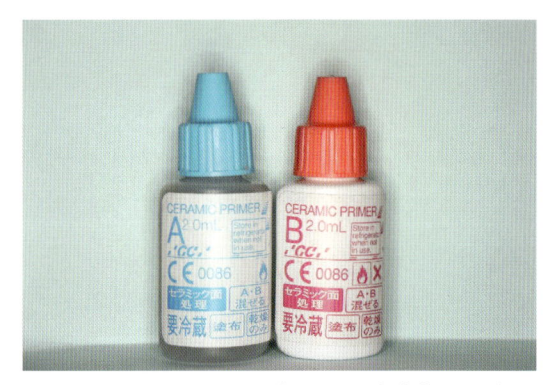

図4-59 セラミックプライマー®（ジーシー）
A液，B液を採取皿に各々1滴ずつ採取し，5秒間混和して使用する

クプライマー®（図4-59, 60）を用いてクラウン内面をシランカップリング処理する．このシランカップリング処理で110～120℃に加熱するとさらに高い接着力を発揮する．

(2) 支台歯の処理

プロビジョナルレストレーションを除去したら，支台歯に残存する仮着剤の除去を行う．超音波スケーラーまたは歯面清掃器（重炭酸水素ナトリウム粉末使用）を用いると効果的である．次に支台歯の状況に応じて表面処理を行う．生活歯の場合はセルフエッチングプライマーのみの処理を行う．失活歯でレジンコア（ファイバーコア）または，メタルコアで築造されている場合はそれぞれ処理法を変える．

レジンコア，ファイバーコアの場合は，選択的にセラミックプライマー®を塗布しシランカップリング処理を行う（図5-59）．メタルコアの場合には，メタル部分には選択的に金属接着性プライマーを使用する．歯面にはセルフエッチングプライマー（図4-61, 62）を塗布する．支台歯の表面処理からレジンセメントによるクラウン接着までの，一連のステップはロールワッテやバキュームによる簡易防湿下で行う．

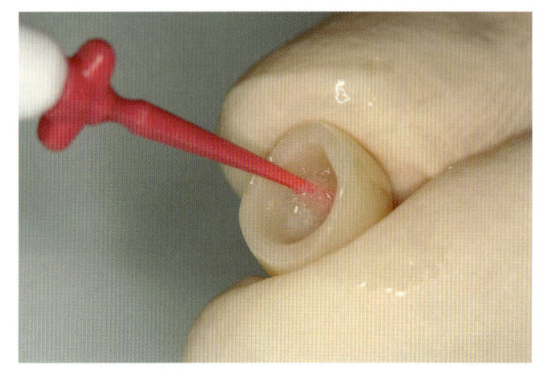

図4-60 セラミックプライマー®をクラウン内面に薄く塗布してから，エアーで乾燥させる

(3) 接着性レジンセメントの練和

セメントをメーカーの指示に従い練和する（図4-54）．練和したセメントをクラウン内面に塗布し，支台歯に圧接する（図4-63, 64）．この際，患者にクラウンセッター，ロールワッテなどを咬合してもらいクラウンの浮き上がりを防止する．光重合器により数秒間仮重合を行い（図4-65），余剰セメントを十分除去する．そしてメーカー指示の照射時間で重合を行い，歯肉溝，隣接面などにセメントの取残しがないか十分確認し，終了する（図4-66）．

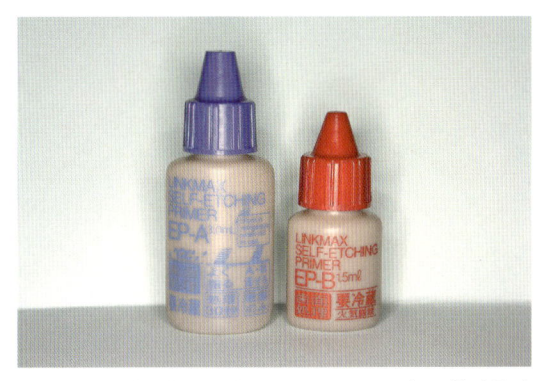

図 4-61　リンクマックス セルフエッチングプライマー EP®（ジーシー）
A 液，B 液をよく振ったのち，採取皿に 1 滴ずつ採取し，5 秒間混和して使用する

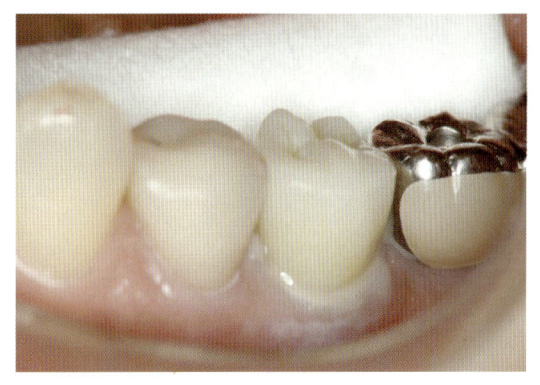

図 4-64　クラウンの圧接
クラウン内面にセメントを塗布したら，素早く支台歯に圧接する．ロールワッテやバキュームで簡易防湿を行う

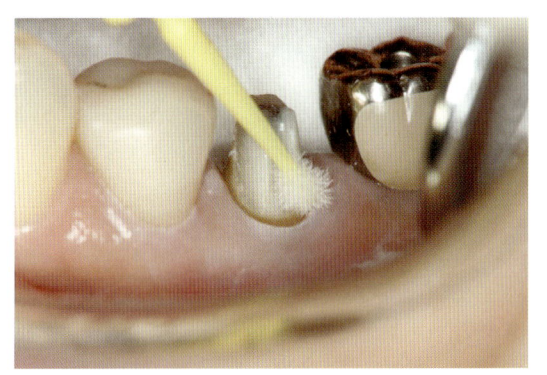

図 4-62　歯面にセルフエッチングエッチングプライマーを塗布し，30 秒間放置し，液溜まりができないようマイルドエアーを吹きかける

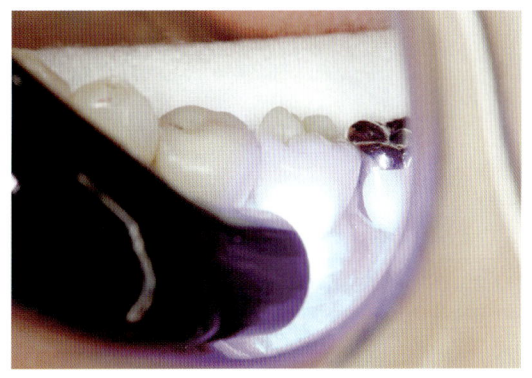

図 4-65　セメントの光重合
数秒間の光照射で仮重合を行い余剰セメントを除去する

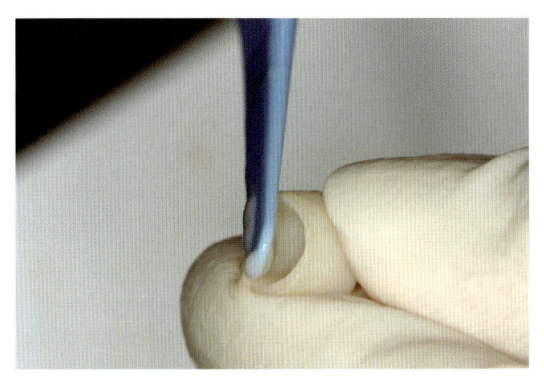

図 4-63　接着性レジンセメントの練和と塗布
リンクマックス®にはブラウン，クリア，オペークブラウンの 3 色が用意されている

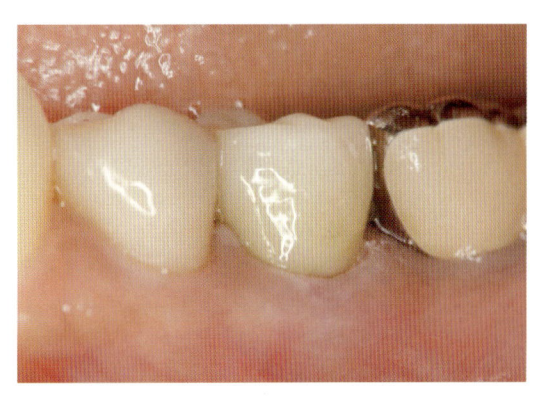

図 4-66　HC クラウンの接着終了
接着直後は余剰のセルフエッチングプライマーで歯肉が白濁することがあるが，数日で消失する

5　高密度フィラー配合ハイブリッド型コンポジットレジンクラウンとファイバーブリッジの接着技法

❷ ファイバーブリッジの接着操作

1）材料
- HC：シンフォニー®（3M）
- グラスファイバー：EGファイバー®（クラレメディカル）
- 接着性レジンセメント：パナビアフルオロセメント2.0®（クラレメディカル）

2）技工術式および注意点

ファイバーブリッジの技工ステップを図4-67〜72に示す．ファイバーの取扱で注意すべき点

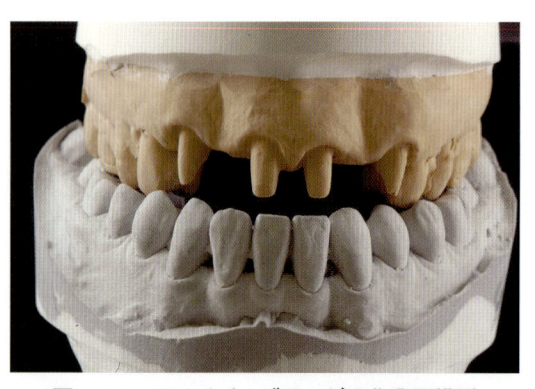

図4-67　ファイバーブリッジの作業用模型

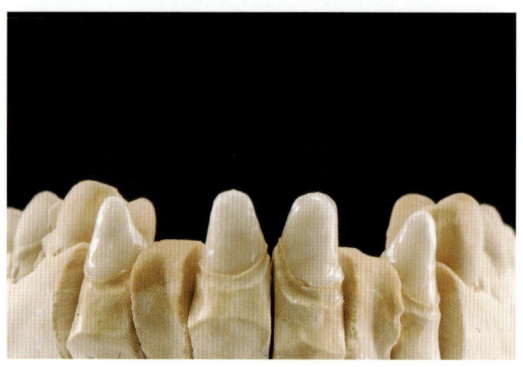

図4-68　歯型にスペーサーを塗布後，デンティンマテリアルを築盛する

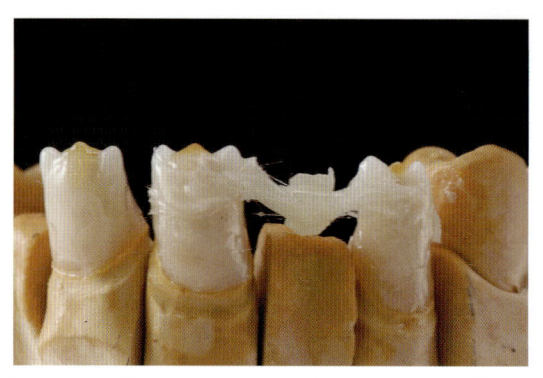

図4-69　グラスファイバー（EGファイバー®）でフレーム構造を作製する

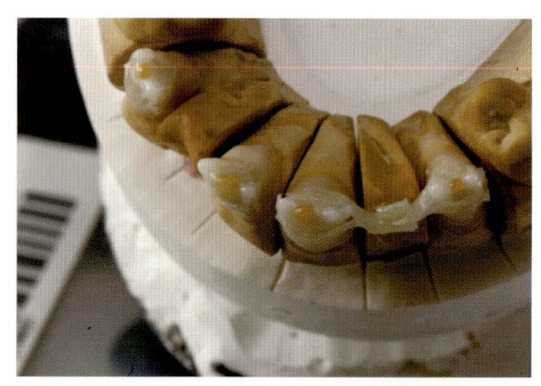

図4-70　ポンティック部分は十分な強度のファイバーを使用する

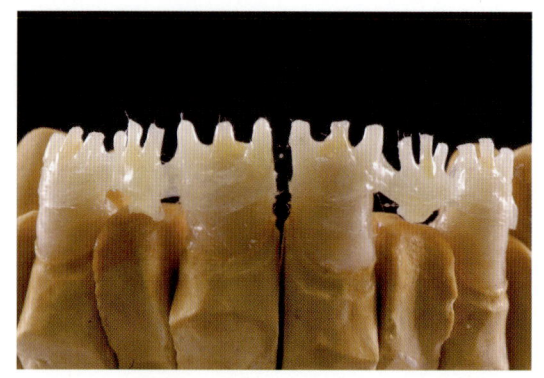

図4-71　切縁部分を破折防止のためにファイバーで補強する．シンフォニー®はフローアブルレジンのためファイバーとの馴染みがよい

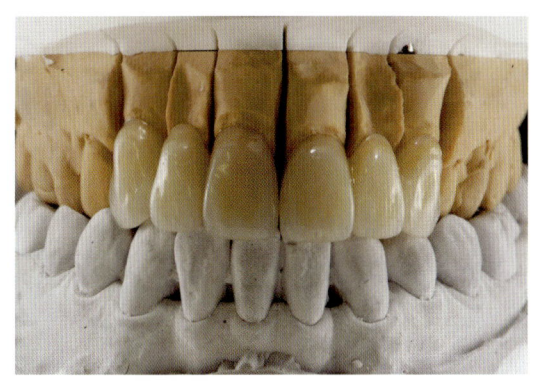

図4-72 レシピーに従って各マテリアルを築盛し，完成する．未重合層の発生を防ぐため真空光重合器による重合を行う

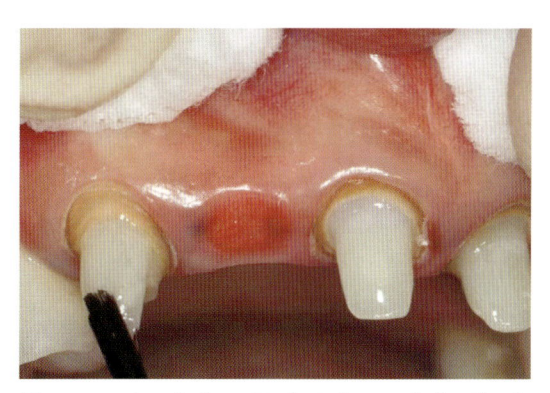

図4-74 ファイバーコア（HCとファイバーポスト使用）をポーセレンプライマーでシランカップリング処理する．歯面にはセルフエッチングプライマーを塗布する

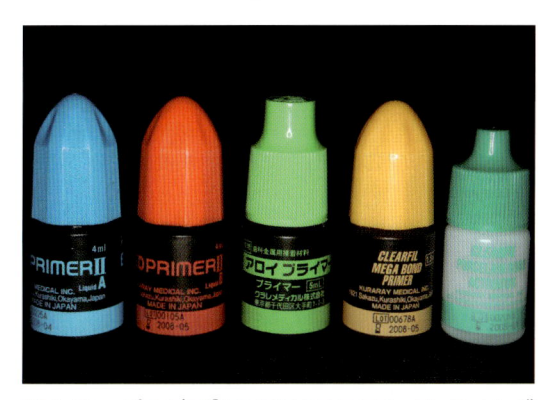

図4-73 パナビア®F2.0エステニアセメンティングキッド（クラレメディカル）付属の各種プライマー
右2本がポーセレンプライマー（接着性プライマーとアクチベーター），中央が金属接着性プライマー，左2本がセルフエッチングプライマー

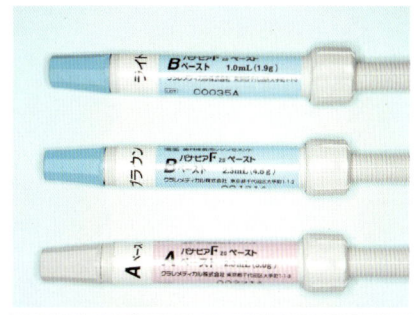

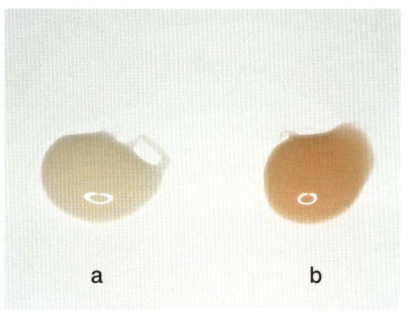

図4-75 接着性レジンセメント（パナビア®F2.0）．ライトとブラウンの2色のシェードが用意されている
　a：ライト，b：ブラウン

は，手指の皮脂が接着阻害因子になるため，取扱にはインスツルメントを使用するか，またはゴム手袋を装着して行うことである．ブリッジが完成したら，HC同様に内面の接着阻害因子を除去し，接着の操作に移る（図4-55，56参照）．

3）臨床術式
(1) ブリッジ内面の処理
　ファイバーブリッジの内面はHCクラウンに準じて，リン酸処理，ポーセレンプライマーによるシランカップリング処理（図4-73）を行う．
(2) 支台歯の処理（図4-74）
　プライマーは歯面用（セルフエッチングプライ

5　高密度フィラー配合ハイブリッド型コンポジットレジンクラウンとファイバーブリッジの接着技法

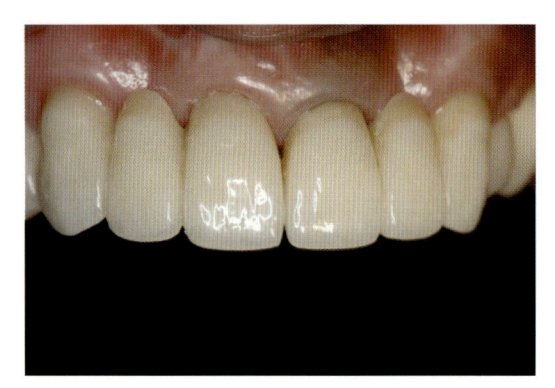

図4-76 ③2①|①2③ にファイバーブリッジが接着された

マー），レジンコア用（ポーセレンプライマー）を選択的に使い分け処理を行う．またメタルコアが装着されている場合は，金属接着性プライマーを使用する（図4-73）．

(3) 接着性レジンセメントの練和

前歯部の修復治療では，臼歯部よりも審美性の要求が高い．光透過性の高いHCは支台歯の色調を反映する場合があるため，セメントのシェードを使い分けることでより良好な審美性が得られる（図4-75，76）．

3 まとめ

どんなに美しく物性の優れた修復材料を使用しても接着術式に不備があれば，その修復物の寿命は短くなる．技工術式，臨床術式の中には多くの接着阻害因子が存在することを理解し，それらに対して適切な処置を施すことで接着材料の効果が最大限に発揮され，修復物の長期安定性が得られるのである．

(舞田健夫)

文　献

1) 新里　朗，高橋英登，横塚繁雄：ハイブリッドセラミックスの接着強さに及ぼす歯面処理の影響，接着歯学，18 (1)：1-13, 2000.
2) 日本接着歯学会：接着歯学　Minimal Interventionを求めて，医歯薬出版，東京，2002.
3) 白石静男，舞田健夫，田中　收：Sculpture/Fibre-Kor Systemを用いた技工操作と前歯への対応，QDT別冊新版　硬質レジンの世界，164-170, 2001.

4章　補綴系

6　IMPLANT・アバットメントデザインと外せる接着法

1　はじめに

　欠損補綴処置として広く社会に認知されたインプラント治療は，1965年当初，機能の回復に主眼が置かれていた．すなわち『噛む』，『噛める』が重要な要素であった．しかし，患者のQOL（生活の質）の向上，多くの基礎研究や臨床手法の発展に伴い，現在ではさらに審美性に重点をおいた治療へと変化した．上部構造体の固定方法も，スクリュー固定法からセメント固定法へと主流が変わり，カスタムアバットメントの種類や材質，製作方法更には使用するセメントまで考慮しなければならない．
　本編ではカスタムアバットメントの製作法と，上部構造体（主にクラウン）のデザイン，これに付随するセメントについて，外せる接着法について述べていきたい．

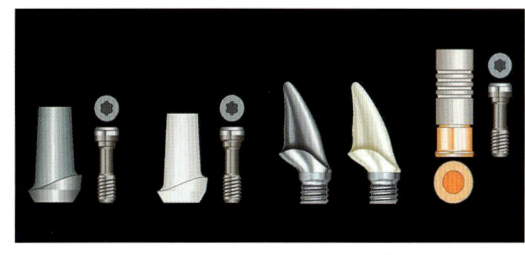

図4-77　左から Esthetic Abutment（チタン製とセラミック製），Procera（チタン製とセラミック製），AurAdapt（金合金製）

1　アバットメントの種類

　世界には50種類以上の様々なインプラントが存在する．そこで，1965年に世界で初めてチタンインプラント治療を行ったBrånemark System®（ノーベルバイオケア）を例に挙げ説明する．セメント固定に使用されるアバットメントは，主にカスタマイズされるものが多い（図4-77）．アバットメントの材質はチタン，ポーセレン，金合金，ジルコニアなどがあり使用する部位（審美領域か機能領域か），インプラントの排列と対咬関係などにより選択する．

2　セメントの種類

　外せる接着に求められるセメントの性質は，1）着脱可能，2）薄い被膜厚さ，3）生体親和性，4）非水溶性，5）非吸水性などが挙げられる．過去，Improv®（インプルーヴ），Temporary Cement（acrylic/urethane cement）が販売（ノーベルバイオケア）されていた時，多くの臨床家が使用していたが，現在国内からの入手が困難なことや生産が中止となったことから，色々なセメントを使用していると考えられる．1つの指針として，仮着セメントの基礎研究で2002年にAkashia AE[1]らがインプラントクラウンに対し4種類の異なったセメントで仮着した場合の引張り強さを検証し，Improv®，TempbondやTempbond ne（Kerr），Dycal（Dentsply）間には有意差がないと報告している．そこで国内でも入手できるDycalセメントも使用できることが示唆される．しかし，臨床上では浮き上がりが大きいと考えられ，この研究でも38.2（＋/－6.7）ミクロンと比較的大きな被膜厚さであったと報告されている．また，古谷野ら

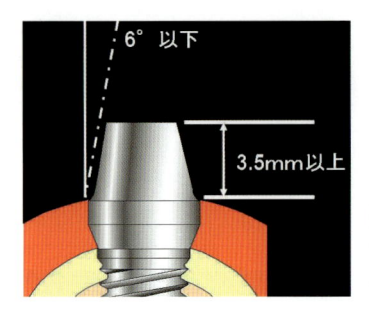

図 4-78 アバットメントデザイン

の研究グループは[2)]はインプラント上部構造に用いる仮着用セメントの混和比が，維持力および浮き上がり量に及ぼす影響を検証し，テンポラリーパックは混和比を変えても浮き上がり量と維持力は比較的安定しており，インプラント上部構造の固定に有利であると報告している．著者らは臨床では，歯科用ポリカルボキシレート系セメントのハイ―ボンドテンポラリーセメント（松風）や，酸化亜鉛ユージノール系セメントの Tempbond（Kerr）などを使用している．この他には仮着用ユージーノールセメント，テンポラリーパック（ジーシー）なども挙げられる．

❸ カスタマイズドアバットメント設計の指針

外せる接着で，最も重要なことはアバットメントデザインである．アバットメント高は 3.5 mm 以上，軸面のテーパーは 6°以下で製作した場合，仮着セメントを使用しても脱落する心配は少ないと臨床経験上からいえる（図 4-78）．この条件を満たせない場合，脱落する危険が高いためグラスアイオノマー系接着性レジンセメントであるフジリュート（ジーシー）等を用い合着，あるいはスクリュー固定方式を選択することが望ましい．また，海外では条件を満たしても永久合着する風潮が強くなってきており，近い将来日本でも生体親和性が良いセメントで永久合着する臨床家が増えると推察している．

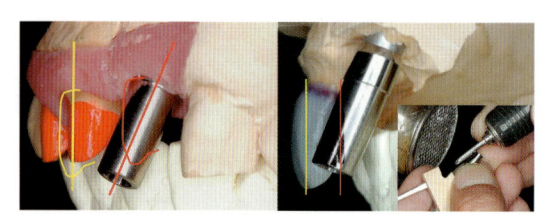

図 4-79 隣在歯との関係を確認後，余分な部分を削合

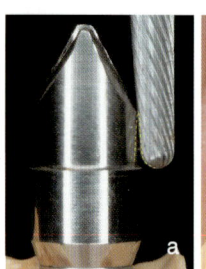

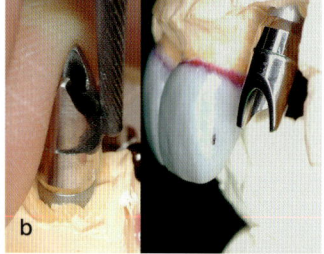

図 4-80 6°のバーでミーリングを行う

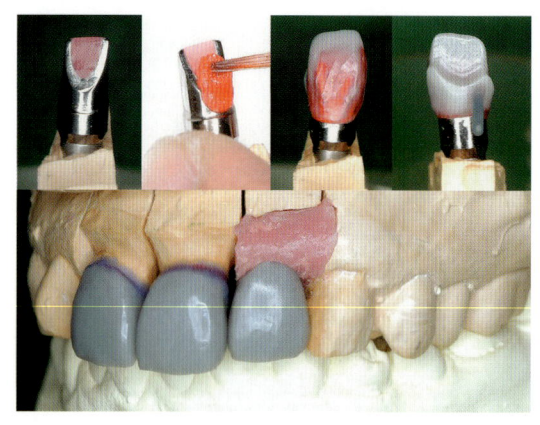

図 4-81 ミーリング終了後，金属焼付け陶材冠のフレームを作製．撤去用ジグも兼ねたノブを付与する

❹ インプラント補綴装置製作方法
（図 4-79〜85）

ピックアップ印象後，通報に従い歯肉付本模型を製作後，補綴装置した．製作方法を図で示した．

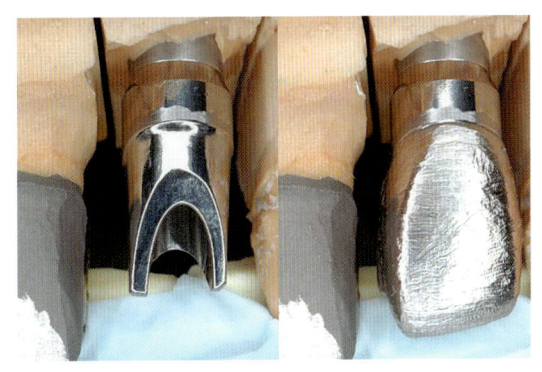

図 4-82　フレーム完成
近遠心等の軸面の長さを 3.5 mm 以上確保する形態とする

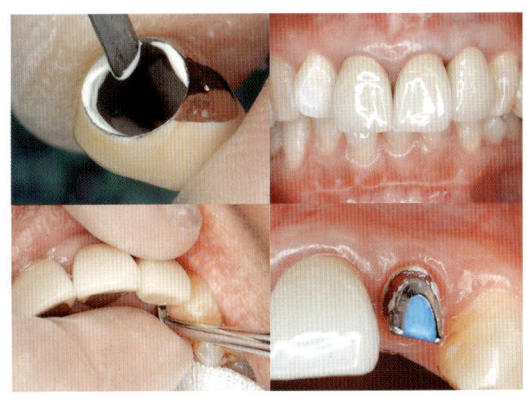

図 4-84　テンポラリーセメントをクラウンのマージン部分のみに塗布することで着脱が可能．着脱時にはジグにリムーバーを嵌合させ撤去する

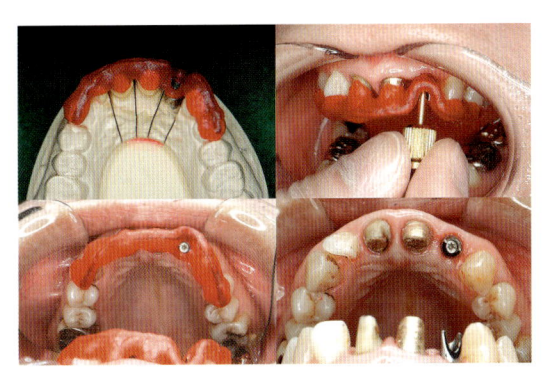

図 4-83　Brånemark System® はエクスターナルコネクションのため，6 角形 (Hex) に対しカスタマイズドアバットメントは，60 度ずつの回転可能である．そのため，作業模型上でのアバットメントの位置を正確に口腔内に戻す補助装置として，パターンレジン（ジーシー）を用いオリエンテーションガイドを作製，カスタマイズドを口腔内に装着する

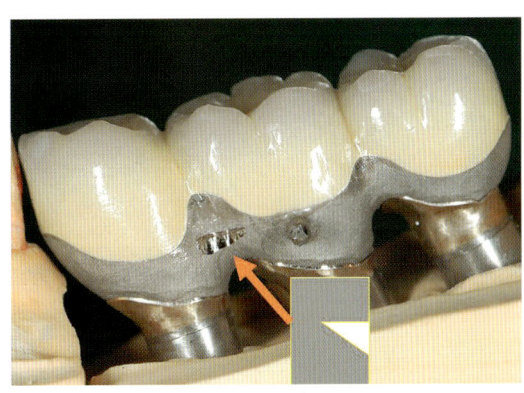

図 4-85　他の手法として金属の肉厚な部分に，ニッチを設計する方法もある．舌感は優れている

2　終わりに

　インプラントの表面性状や形態の研究，埋入手術のサポートシステムの開発（ノーベルガイド等）により，正確な術式とオッセオインテグレーションの期間は短縮されてきている．
　補綴手技においてもアバットメントや上部構造体材料に関して，海外ではジルコニアも臨床応用されより高度な審美性，生態親和性を臨床家が追求している．
　日本においても臨床家が使用材料，手法などを追求し，患者自身も高度な審美性と外れない接着を求める時期に突入してきたと筆者らは考えており，更なる研鑽が必要であろう．
　稿を閉じるにあたり，ご協力いただいた山崎長郎先生にお礼申し上げる．

（北條　了）

文　献

1) Akashia AE, Francischone CE, Tokutsune E, Da Silva W Jr.：Effects of different types of temporary cements on the tensile strength and marginal adaptation of crowns on implants, J Adhes Dent, 4（4）：309-315, 2002.

2) 池上龍朗，松下恭之，澤江義則，古谷野潔：インプラント上部構造のリトリーバビリティに関する研究　仮着用セメントの混和比が維持力と浮き上がり量に及ぼす影響，日口腔インプ誌，19（2）：185-192，2006.

4章 補綴系

7 人工歯との接着

　人工歯は素材により，PMMA系レジン歯，硬質レジン歯，陶歯の大きく3種類に分けられる（図4-86）．床用レジンとの不十分な結合は，人工歯脱落や界面での食物残渣による汚れや悪臭を招くおそれがある．

　そこで，床用レジンと人工歯との機械的維持と接着において，重要な事項について以下それぞれの特徴と注意点を述べる．

1 PMMA系レジン歯

　主に保健適用義歯に使用されるPMMA系レジン歯は線状構造体であるため，床用レジンとの接着は比較的容易に行うことができる．レジン床に接する人工歯面にモノマー（MMA）などの溶剤を浸潤させることにより，強固に一体化する．技工操作は，床用レジンと接着しにくい滑沢な人工歯基底面をエンジンで一層削り，レジンの新生面を出してから，人工歯基底部にモノマーを塗布する．この操作は接着界面を清浄にするという意味で，ワックス流蠟後の埋没した石膏模型上で行った方がよい．

2 硬質レジン人工歯

　硬質レジン歯は，図4-87のように基底部は床用レジンと接着しやすいPMMAであるが，カラー部を含めた歯冠部は架橋構造体を呈しているので，床用レジンとの接着は，基本的に難しいケースとなる．基底部が強固に接着していても，カラー部や舌側部で床用レジンとの結合がはかられてい

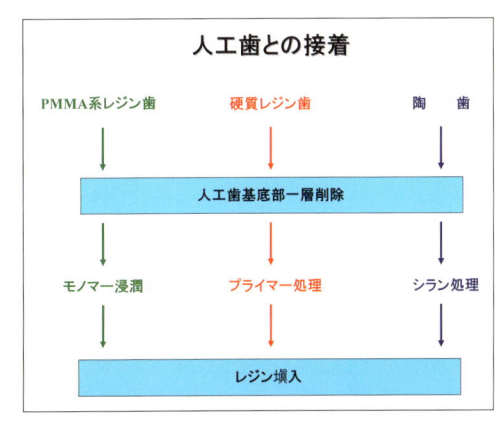

図4-86　各種人工歯との接着
PMMA系レジン歯，硬質レジン歯，陶歯の大きく3種類に分けられる人工歯は，人工歯基底部の一層削除までは同じであるが，その後の処理は図チャートの通りである

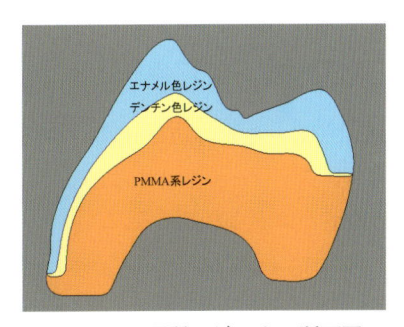

図4-87　硬質レジン歯の断面図
硬質レジン歯は，メーカーにより若干の違いはあるが，基底部に凹面の機械的維持部とレジン床に埋入する部分には接着を良好にするため線状構造体のPMMAで構成されている

ないと，大きな咬合力や衝撃により人工歯が破折する．このため，硬質レジン歯を使用した義歯では，PMMA系レジン歯を使用した場合と比べ，人工歯自体に機械的維持を付与したり，歯肉形成において，人工歯を唇（頬）舌的に把持する必要がある．必要であれば硬質レジン歯専用のプライマーを塗布することが望ましい（図4-88）．また，部分床義歯製作時などで，人工歯基底部の必要以上の削合は，床用レジンとの結合力が減ずるので極力避けたい．

3 陶歯

陶歯は，レジン床との機械的維持として維持ピンや維持孔などが付与されている．セラミックスとレジンの化学的結合は，現在はシラン処理で効果的に行えるので，陶歯においても床用レジンとの接着をはかるシラン処理を行う（図4-89）．手順は，レジン系の人工歯と同じようにエンジンで一層新生面を出し，レジン填入前に各種シランカップリング剤で表面処理する．

4 その他の人工歯

ポリサルフォンやポリカーボネートの人工歯は，専用のプライマーや熱による溶着で，床用レジンとの接着がはかられている．

5 その他の注意点

1）試圧時間

人工歯と床用レジンのぬれを良くし，接着を良好にするためレジン填入時の試圧時間を長くする．試圧時間を長くすることは，人工歯ばかりでなく歯冠乳頭部や細部のレジン填入も十分に行うことができる．

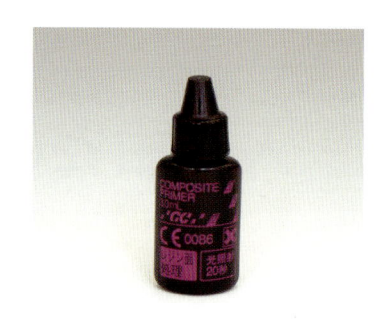

図4-88 硬質レジン歯の接着
硬質レジン歯はメーカー間で組成が違う．コンポジットプライマー（ジーシー）などで，接着操作を行った方が唇（頬）側，舌側部の硬質レジン部の接着には有効である

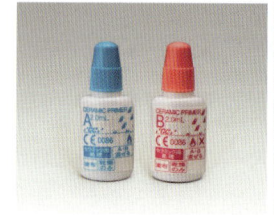

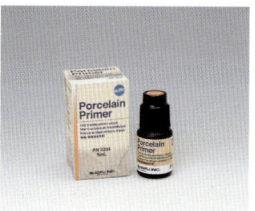

セラミックプライマー®（ジーシー）　ポーセレンプライマー®（松風）
図4-89 陶歯の接着
陶歯と床用レジンの接着は，シランカップリング剤によるシラン処理を行い化学的な接着を行った方が，人工歯の脱落やレジン床・人工歯間の汚れを防止できる

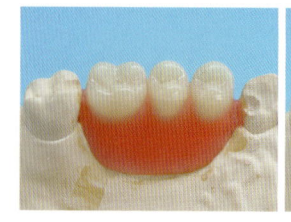

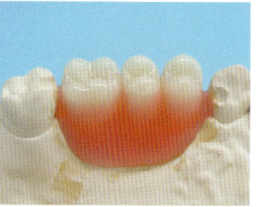

PMMA系人工歯　　硬質レジン歯・陶歯
図4-90 人工歯の歯肉形成
人工歯と床用レジンの接着が良好なPMMA系レジン歯（左）と比べ，硬質レジン歯と陶歯（右）は，人工歯を把持する歯肉形成が望ましい

2）流蠟

ワックス流蠟時のお湯は，なるべく高温のものを使用し一気に流す必要がある．循環式の脱蠟器を使用する際は，大まかなワックスを除去する場合は良いが，仕上げには綺麗な沸騰水で，再度人工歯表面を洗浄した方がよい．

3）歯肉形成

レジン床との結合をより安全に行うため，歯肉形成に注意が必要である．硬質レジン歯・陶歯においては，床用レジンとの接着が難しいため，プライマー処理，シラン処理が必要であるが，接着が不十分になる可能性があるので，機械的維持や接着面積を広げる意味でも人工歯を把持するような形態が求められる（図4-90）．

4）接着阻害因子

床用レジンと人工歯界面の化学的な接着はデリケートなので，流蠟時のパラフィンワックス残渣や水分，レジン分離剤は接着操作を阻害する因子

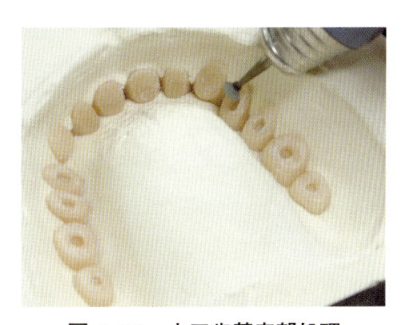

図4-91　人工歯基底部処理
滑沢な基底部を一層削り，新生面を出した方が床用レジンとの結合が図れる．この操作は流蠟後に行った方が，床用レジン接触面との残留ワックス等の汚れ除去にもなる

となる（図4-91）．また，プライマー処理やシラン処理は，なるべくレジン填入直前に行い，処理後は素早くレジンの填入を行う必要がある．

（友田浩三）

4章　補綴系

8 メタルフレームとの接着

　金属床義歯のメタルフレームと床用レジンの接着は，メタルとレジン界面での汚れ防止と義歯の強度をはかるという意味で重要な技工操作である．

　メタルとレジンの接着システムは，確固たるものがあるものの，技工操作を正確に行わなければ，十分な接着効果は得られない．そこで，接着技法で特に重要な，①メタルフレームの表面処理，②接着処理，③レジンの塡入，注入の3段階について，その方法と注意点について説明する．

1 メタルフレームの表面処理

　メタルとの機械的維持として，マクロなリテンションビーズ，50μmアルミナサンドブラスト処理がある．これは次に述べる化学的接着の表面積を大きくするためにも重要な操作である．メタルとレジンの化学的接着の前処理は，プレシャス，ノンプレシャスメタルとも50μmアルミナサンドブラスト処理が現在では一般的である（図4-92）．詳しくは本書の9頁を見ていただきたい．また他の接着システムとして，金属表面をシリカ層に改質して，プライマー処理ではなくシラン処理を行い接着するロカテック™システム（3M）がある．この方法は，シリカコーティングされたアルミナサンドブラスト処理を行い，セラミック化されたメタル面にシラン処理を行い，接着させる方法である（図4-92）．

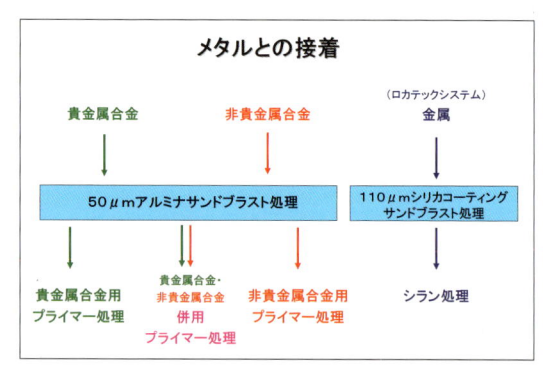

図4-92　メタルとの接着
貴金属合金，非貴金属合金とも，それぞれ50μmアルミナサンドブラスト処理後各プライマー処理を行う．ロカテック™システムは，メタル表面をセラミック化し，シラン処理を行う

2 接着処理

　50μmアルミナサンドブラスト処理後，超音波洗浄器でメタル表面の不純物を取り除き，自然乾燥またはスチームクリーナー洗浄し，接着を阻害する汚れや水を除去する．金属接着プライマーは，プレシャス用，ノンプレシャス用，両者併用のものがあるので，メタルの種類にあわせて使用する（図4-93）．メタルとの化学的接着には，レジン塡入前にプライマーを塗布する方法と，あらかじめメタルフレームに接着性レジンを一層コーティングするシステムがある（図4-94, 95）．

　前者は操作が簡単で一般的であるが，流蠟後の粘膜面や細部のプライマー処理，レジン塡入に若干問題点がある．一方，後者はレジン塡入する前に，メタルフレームにレジンを一層コーティングするので，床用レジンとの接着に関しては問題が

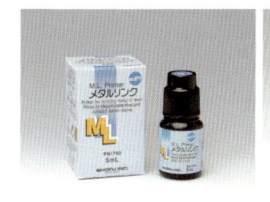

図4-93　プライマー
金属接着用プライマーは，金属の種類（貴金属合金，非貴金属合金）により使い分けるが，図のような両者併用のどちらにも使える便利なプライマーもある

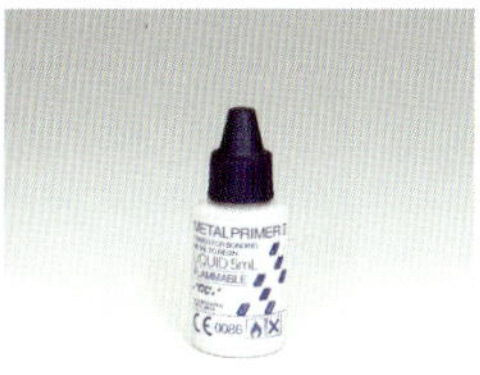

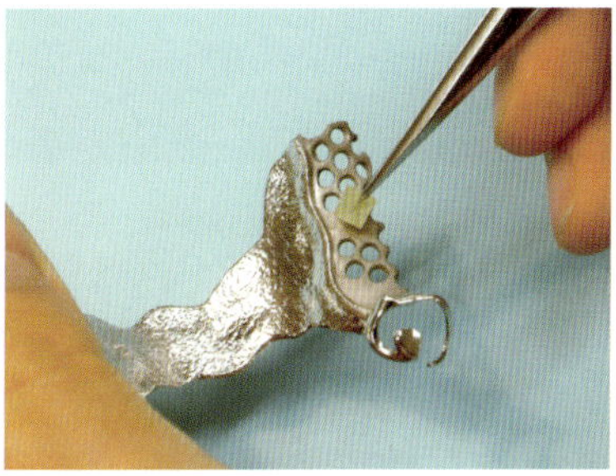

図4-94　メタルフレームへの接着操作
通常，メタル接着面は50μmアルミナサンドブラスト処理後，プライマー処理を行う．接着面の汚れ防止やプライマー処理の効果を十分発揮するため，処理後は素早くレジンの塡入やオペーク処理を行う

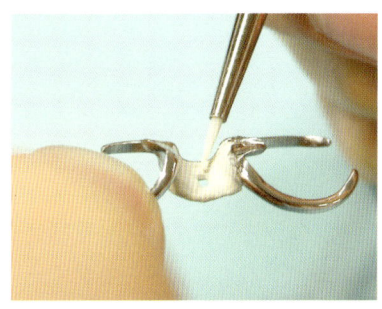

図4-95　コーティングシステム
金属床義歯において，レジン塡入の前にメタルフレームに接着性レジンを一層コーティングするシステム．パラフィンワックス流蠟後の接着トラブルを防ぎ，塡入する床用レジンとの接着が確実にはかれる

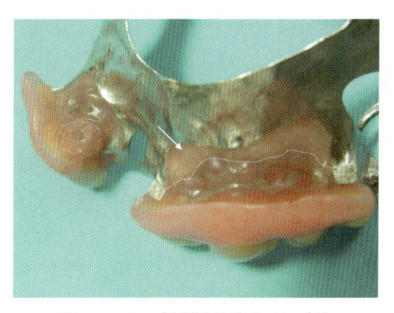

図4-96　粘膜側のトラブル
鋳造クラスプを使用したレジン床義歯や金属床義歯研磨時，メタルの粘膜側に白く接着していない部分が見受けられることがある．これは床用レジンとメタルとのぬれが悪かったり，塡入圧が不十分なことが原因と考えられる．レジン維持部形態の工夫や，コーティングシステムとの併用も考える必要がある

ない．また金属色を遮蔽するためのオペーク色レジンや，ピンク色レジン等が容易に使用できる．

3　レジンの塡入，注入

　レジンの塡入は，前述のように接着プライマー処理後すばやく行う．塡入にあたっては，メタルまたはコーティングしたレジンンとのぬれが接着と大きく関与するので，混和したレジンの状態は餅状期の少し軟らかめを使用し，試圧時間はゆっくり行い，メタルとの接触時間を長くした方が接着を良好に行うことができる（図4-96）．
　また，床用レジンそのものに金属接着性機能モノマーの4-METAを含有する製品にメタデント（サンメディカル）がある．これは，ノンプレシャスメタルにはそのまま使用し，プレシャスメタルの場合は，スズ電析等を行う必要がある．

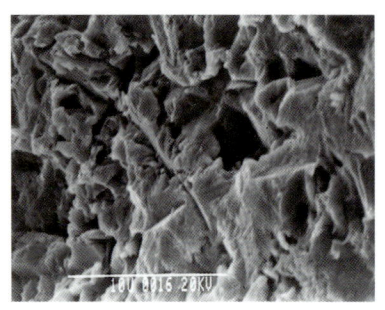

a．50μm アルミナサンドブラスト処理面

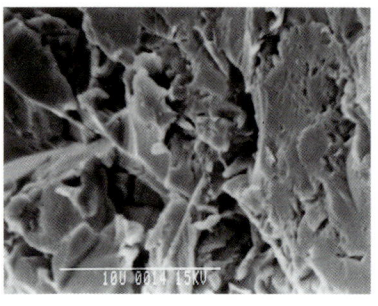

b．スチームクリーナー処理面

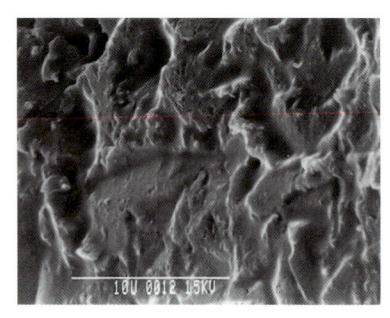

c．80〜90℃流蠟面

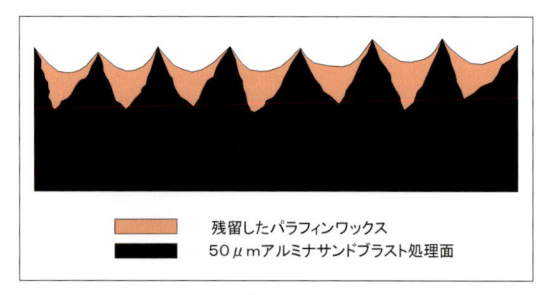

d．流蠟後のメタル表面

残留したパラフィンワックス
50μmアルミナサンドブラスト処理面

図 4-97　金属床義歯製作時のパラフィンワックスを流蠟した後の SEM 像
皮肉なことに 50μm アルミナサンドブラスト処理面で機械的維持をはかった面には，いくら熱湯をかけてもワックスが一層残ってしまう危険性がある．このワックスを完全に取り除くためには，スチームクリーナー等の処理が必要である

4　注意点

メタルとレジンの接着は，データ的には良好な結果が得られているが，臨床においては各ステップでの確実な操作により，その接着数値が得られることとなる．技工操作においては如何にマニュアルに近い正しい使い方ができるかにかかってくる．以下注意すべき接着阻害因子を述べる．

1）水および水蒸気

レジンの重合，接着操作において水分は接着を疎外するので，ワックス流蠟後のフラスコは，よく室温まで冷却し，水分が残らないように注意する．

2）流蠟時のワックス

50μm アルミナサンドブラスト処理面は，図 4-97 のように，流蠟後，ワックスが残留しやすいので，できればスチームクリーナー洗浄をする．それが難しい部位はレジンコーティング法を行った方が良い．

3）フィニッシュラインの形態

アンダーカットをつけることは機械的な維持がはかれるが，重合収縮による歪を防ぐ意味では，鋭角的な形態より鈍角にしたほうが良いと考えられる．

（友田浩三）

4章　補綴系

9　リライニング・その他の修理

　義歯のリライニングは，治療室で行う直接法と，技工室で行う間接法がある．直接法に使用されるレジンは，主に常温の化学重合型レジンや光重合型レジンである．間接法に使用されるものは，フラスキング法による咬合高径，接触部位の変化，加熱重合による熱変形を考えれば流し込みレジン等が良いが，技工操作が口腔外で行える利便性を考えると，残留モノマーが少ない加熱重合型レジンの方が一般的である（図4-98a, b）．使い慣れた義歯のリライニング等の修理は，適合不良や審美的要求の改善にあるため，旧義歯と修理するレジンとの接着が重要となる．以下，リライニング等の義歯修理における注意点をまとめた．

1　金属床義歯のリライニング

　金属床義歯におけるリライニングは，前項のメタルフレームの接着で述べた方法と同様に行う．白金加金，金銀パラジウム合金などの貴金属合金では，V-プライマー®（サンメディカル）やメタルタイト®（トクヤマデンタル）などの接着性プライマーを，コバルトクロム合金やチタン合金などの非貴金属合金では，アクリルボンド（松風），スーパーボンド®（サンメディカル）を使用するとよい．また貴金属，非貴金属両者に併用できるものとして，メタルプライマーⅡ®（ジーシー）やアロイプライマー®（クラレメディカル）などがある．修理する旧義歯のメタルの種類がわからない場合は，両者併用の接着プライマーを使用すると，確実である．

2　レジン床義歯のリライニング

　口腔内で長期間使用した義歯は，レジン床そのものの吸水等によりレジン自体が劣化している場合が多い．ゆえに，粘膜面を裏装するだけでなく，人工歯だけを残しレジン床全部を改床するリベースを行う場合も多い．

　手順は，口腔内で印象した義歯をフラスコに埋没し，エンジン等でレジン新生面を一層削り出す．また，この時吸水や食物により変色したレジンもすべて除去する必要がある．次に填入するレジンとのぬれを良くするため，あらかじめ十分モノ

図4-98a・b　リライニング・リベース材
治療室での直接法，技工室での間接法に使用されるリライニング・リベース材レジンは多種である．義歯の加熱などの変形防止を考えれば常温重合型レジン，残留モノマーの軽減を考えるのであれば加熱重合型レジンを使用すると良い

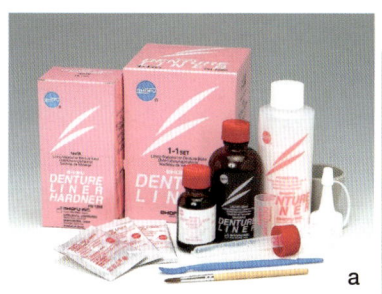

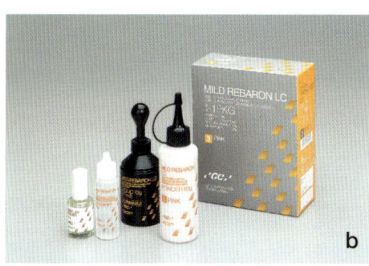

デンチャーライナー（松風）　　マイルドリベロンLC（ジーシー）

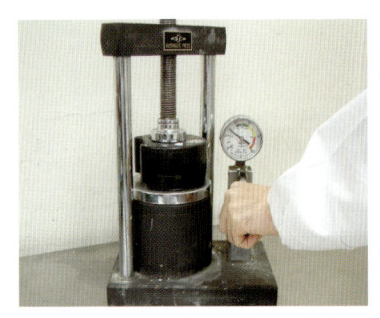

図 4-99　レジンの塡入・重合
旧義歯とリライニング用レジンの馴染みを良くするため，レジン塡入後，すぐに重合するのではなく，暫く時間を置いてから重合操作を行いたい．余剰のモノマーが旧義歯との界面で良好な結合を促す

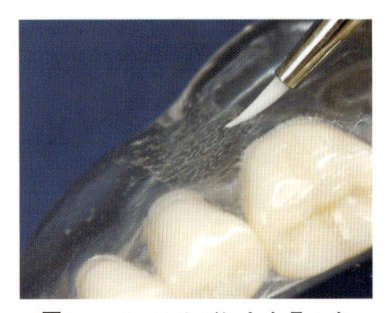

図 4-100　ソルベントクラック
リライニング等の修理の際，レジンモノマーが旧義歯に触れた瞬間，微細なクラックを生じる事がある．これは，レジン床の残留応力や乾燥収縮がモノマーなどの溶剤により急激に緩和されて起こる現象である

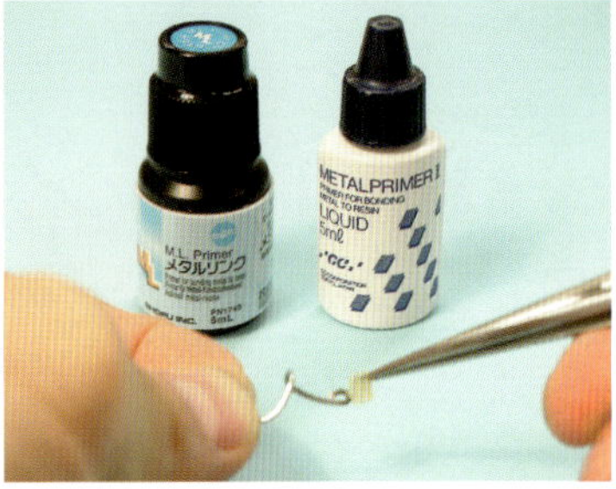

図 4-101　クラスプ・補強線の処理
レジン床義歯のクラスプや補強線のレジン埋入部分で，レジンの亀裂や破折を見ることがある．ここでも，メタルフレームと同様の接着処理を行い，メタルとレジンの一体化を図り，義歯の強度向上に努めたい

マーを旧義歯に浸潤させておく．レジンの塡入は，なるべく試圧時間を長くし，旧義歯との馴染みを良くし，クランプで閉めた後も，すぐ重合するのではなく，暫く置いてから重合を行ったほうが界面の接着が良好となる（図 4-99）．

3　ソルベントクラック

リライニング等の義歯修理で，旧義歯をモノマー（MMA）等で浸潤させる際，モノマーが触れた瞬間，レジン面に微小のクラックを生じる場合がある．これは残留応力のあるプラスチックなどが溶剤に触れると，微細な亀裂を生じるソルベントクラック/solvent crack と言われるものである（図 4-100）．この原因は，レジンの重合収縮，研磨時の残留応力やレジン床の乾燥による収縮が考えられる．このクラックを起さないためには，少しぬるま湯につけてから，モノマーを浸潤させることを薦める．

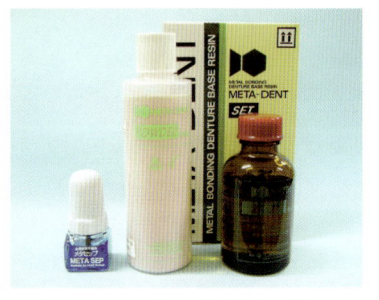

図 4-102　接着性床用レジン
メタルとの接着操作は，現在プライマー処理が主流であるが，メタデント（サンメディカル）は，非貴金属で 50 μm アルミナサンドブラスト処理後，貴金属はスズ電析後，ただちにレジンの塡入が行える接着機能を有す唯一の床用レジンである

4　軟性樹脂，その他の樹脂の修理

ポリサルフォンやポリカーボネート床，軟性樹脂に関しては，接着術式が良好に改善されてきているので，メーカー指示書を参考にされたい．

5　その他の修理

　義歯の破折や床義歯追加の際，補強線や補強ネットを使用する場合がある．この場合は，あくまでも接着によりメタルとレジンが一体となって，その効力を発揮するので，この両者が接着していない場合は，レジン床の厚さが薄くなり，義歯の強度低下を招く（図4-101）．

　手順は，金属床義歯の接着操作と同様，レジン床に埋入する部分を50μmアルミナサンドブラスト処理した後，接着プライマー処理を行う．また，コバルトクロム合金等の非金属合金を使用した場合は，床用レジンに4-META含有のメタデント（サンメディカル）を使用するとプライマー処理を行わずに接着できる（図4-102）．

（友田浩三）

4章 補綴系

10 歯冠補綴物の修理

1 はじめに

　前装冠やジャケット冠が破損した場合の処置の原則は除去再製作であるため，修理する症例は比較的少ない．しかし大きなブリッジの一部が破損した場合や，ただちに審美性を回復したい場合，同時に製作された隣在歯のシェードが，補綴物の再製作により再現できないと予想される場合などは修理の対象となる．

　修理は診療の王道ではないが，除去再形成による支台歯への侵襲を避ける意味からも決して姑息な手段ではなく，患者，術者双方にとって有益であることも多い．

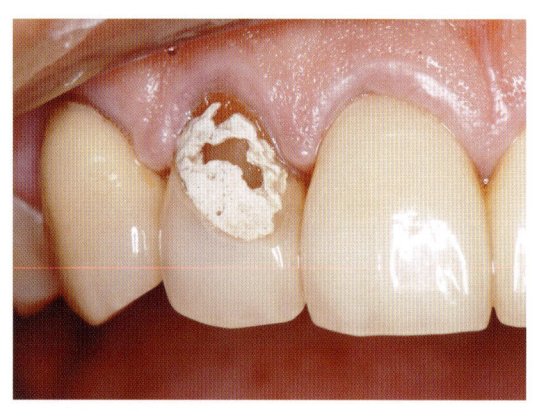

図4-103　急に審美性が失われることは，患者にとってわれわれが想像する以上に大問題である

2 メタルフリー補綴物の修理

　2|に装着された，ポーセレンジャケット冠の唇側歯頸部が破損した（図4-103）．破折片が存在する場合は，それを接着することにより良好な審美性が得られることもあるが，この症例では破折片は存在しないため，コンポジットレジンを築盛することにより修理を行った．破折面は唾液やプラーク等で汚染されているため，旧装着材料と共に一層削除した．

　これにより接着阻害因子が除去され，修理する面にはコンポジットレジンの被着対象となる新鮮なポーセレンと象牙質が露出する．歯髄を保護すると共に，象牙質を接着に参加させるためにプライマー処理を行った（図4-104）．使用したのは充填用コンポジットレジンのプライマーであり，多くの歯科医院に存在する物である．次にポーセ

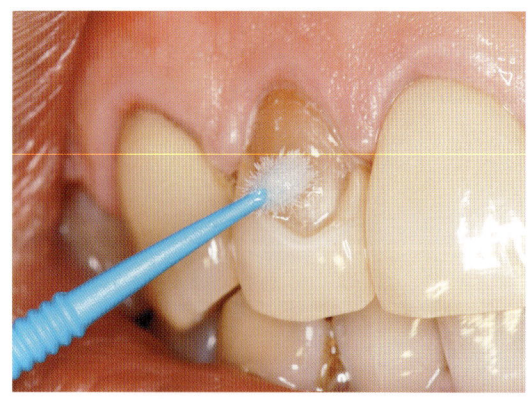

図4-104　修理の基本は破折面をレジンが接着する面に改質することである

レン表面をコンポジットレジンが接着するように改質するために，シランカップリング剤によるシラン処理を行った．被着体が歯冠用硬質レジンやハイブリッドセラミックスなどの場合には，それらに含まれるフィラーを被着対象とするが，シラ

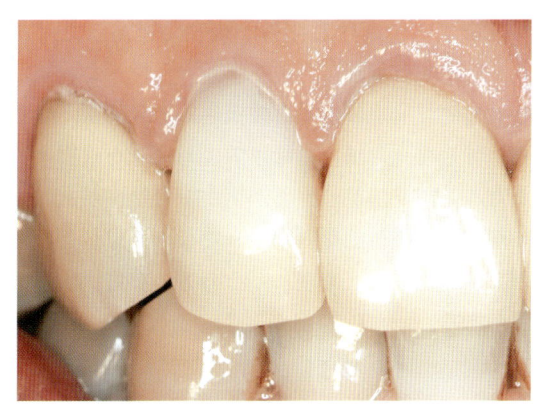

図4-105　口腔内での修理は即日に終了するため，患者の評価も高い

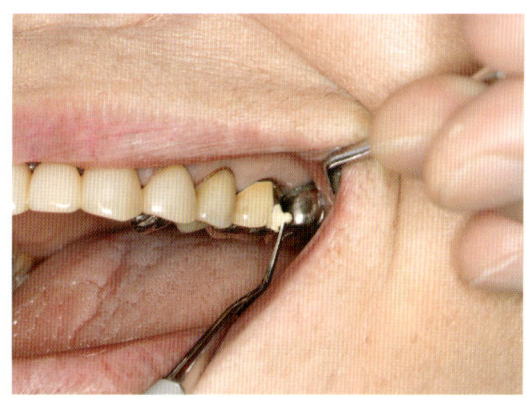

図4-107　レジン築盛の手順は硬質レジン前装冠の製作と同様である．修理用のレジンも市販されている

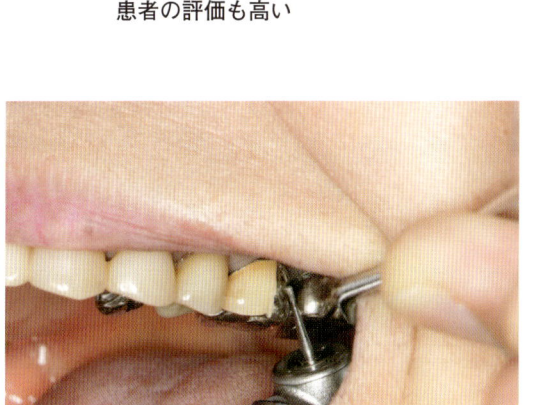

図4-106　金属表面を削除することにより接着阻害因子を除去し，接着面積を拡大させる

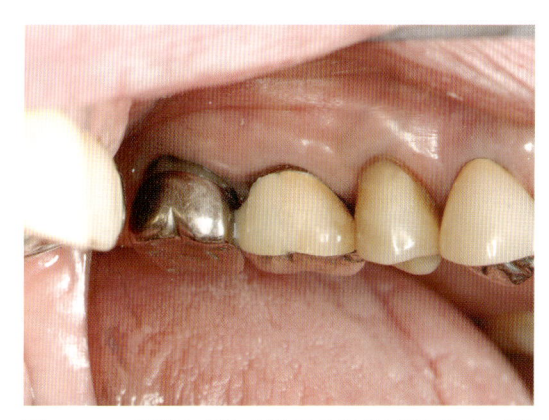

図4-108　硬質レジン前装冠の修理が終了した（鏡像）．修理部が誘導に関与しないように咬合を確認する

ン処理をするという手技は同一である．以上により修理部位はレジンが接着する面となったため，ボンディング剤を塗布・硬化させた後，コンポジットレジンを築盛して歯冠形態を回復した（図4-105）．充填用コンポジットレジンは，天然歯の色調に近似するように透明感が強く作られている．修理に際しては，口腔内に直接使用する認可を得ているのであれば，歯冠用硬質レジンを使用したほうが審美的であることが多い．

3　前装冠の修理

⌊6 の前装硬質レジンの一部が破損し，金属が露出した．破折片は使用できなかったため，金属色を遮断しつつ，コンポジットレジンを築盛して修理した．接着阻害因子を除去するため，金属面と硬質レジン破折面を一層削除した（図4-106）．金属表面を粗造化することにより，接着面積を拡大すると同時に若干の機械的維持も期待できる．破折面に良好な維持形態が残っている症例ではそれを利用することもある．

10　歯冠補綴物の修理　111

金属部にスーパーボンドオペークアイボリーを塗布して金属色を遮断しつつ，金属表面をレジン層に置き換えた（図4-107）．硬質レジン破折面にはシラン処理を施し，ボンディング剤を塗布・硬化させた．これにより破折面はコンポジットレジンが接着できる状態に改質されたので，築盛，硬化させ歯冠形態を回復した（図4-108）．

4 修理の複雑性

　例えば前装冠の修理症例では，残存した前装レジンをすべて削除した方が審美的であっただろう．しかし修理部は再破損する可能性がある．もし短期間で同一部位が再破損し，前装部がすべて外れてしまった場合には以前より大きな破損となるため，歯科医院の評価が下がる可能性がある．修理時には技術的な問題のみでなく，患者との信頼関係の程度等も考慮し，その方法を選択する必要がある．

（遠山佳之）

5章　その他

1　象牙質知覚過敏症

1　はじめに

　う蝕でもないのに歯がしみるのはなぜだろうか？　本来，エナメル質は知覚神経がないのでしみることはない．その証拠に冷たいアイスクリームから熱いお茶まで食すことができるのだから．

　しかし，一旦エナメル質が損傷され，象牙細管が露出すると「しみる・痛い」症状を呈する．これは「象牙質知覚過敏症」という立派な疾患で，生活医療においては困りごとである．

　現在，4人に1人は象牙質知覚過敏症に悩んでいるといわれている．このような状況の中で，歯科医師よりも象牙質知覚過敏症に遭遇する機会が多いのが，歯科衛生士ではないだろうか．それは歯周処置後やホワイトニング処置後，メインテナンス時期であったりするからである．本項では，急増する象牙質知覚過敏症のメカニズムを解明し，患者のQOLの低下を防止・向上させることを目的としたケア方法などを紹介する．

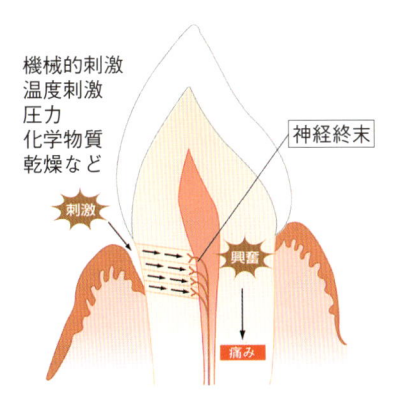

図 5-1　象牙細管内溶液の移動により知覚過敏が生ずるという動水力学説[2]

2　象牙質知覚過敏症を引き起こすメカニズム

　象牙質に加わる物理的および化学的刺激が歯髄神経に興奮を起こすメカニズムの中で，現在，最も広く受け入れられている学説は，象牙細管内溶液の移動に注目した「動水力学説」である[1]．

　象牙質知覚過敏症は，さまざまな要因によりエナメル質やセメント質が喪失することにより，象牙質が露出し，その表面に象牙細管が開口する．そこに何らかの刺激（ブラッシングなどの機械的刺激，飲食による温度刺激，ブラキシズムやクレンチングなどの咬合圧，ホワイトニングや酸性食品，胃酸，薬剤などの化学物質，口腔乾燥など）が加わると，象牙細管内溶液が外向きあるいは内向きに移動する．この移動が歯髄・象牙境付近に分布する自由神経終末を刺激・興奮させ，インパルスが発生するために痛みが生じるという仕組みとなっている（図5-1）[2]．

　感覚の亢進した象牙質に対する診査の際に，冷気，冷水，および鋭利な探針による擦過刺激を同時に施して診査するが，最も過敏症状を誘発するのは，冷刺激であるとされている．

3　象牙質知覚過敏症の対応

　象牙質知覚過敏症のケアは，象牙質表面に開口した象牙細管の封鎖，あるいは象牙細管内に沈着物を生成し，細管を狭窄あるいは閉塞し，「象牙細管内溶液の移動阻止」を目的とする．

表5-1　象牙質知覚過敏症に対するケア

非侵襲性のケア（後戻りができる処置）	侵襲性のケア（後戻りができない処置）
●知覚過敏専用の歯磨剤の使用 ●フッ化物（ジェル，バーニッシュ）の使用 ●乳酸アルミニウム，シュウ酸塩，硝酸カリウム，酸化鉄などの塗布 ●タンパク凝固剤の塗布	●接着性レジン，コンポジットレジン充填 ●グラスアイオノマーセメント充填 ●歯周処置 　（歯肉フラップ，歯肉グラフト） ●抜髄，抜歯

　一般的にケア方法は，非侵襲性（後戻りができる処置）と侵襲性（後戻りができない処置）に分けることができる（表5-1）．非侵襲性の処置は，術者から患者に働きかけて患者自身が取り組む方法（セルフケア）が主であり，侵襲性の処置は歯科医師や歯科衛生士が行う処置（プロフェッショナルケア）である．

　象牙質知覚過敏症の発症には生活習慣が大きく関与している．エナメル質を喪失し，知覚過敏を生じさせる因子は，ストレスが強く関与する夜間の歯軋りと噛み締め，あるいは不適切なブラッシングや飲食であったり，薬剤であったりすることが多く認められる．侵襲性のケアは後戻りができない処置がほとんどであるから，処置を行うにあたって，まずは生活習慣を改善するセルフケアへのアプローチを優先させることが大切である．

1　セルフケア編

1）象牙質表面を覆う物質の対処

　象牙質の露出がすぐに知覚過敏を生じさせるわけではない．象牙細管が口腔内に開口すると著しく象牙質の刺激感受性が高くなるが，長期間口腔内に放置されると，象牙細管内容液，血液，唾液由来の物質の沈着，あるいは口腔内細菌や歯髄細胞成分，ブラッシングにより形成されるスミヤー層などにより象牙細管は狭窄あるいは閉塞され知覚過敏症が改善される．したがって，生活習慣の改善をはかりながら，開口した象牙細管を専用の歯磨剤やフッ化物などにより被覆して細管開口部を塞ぐ，あるいは，象牙細管内溶液の移動を阻止することにより，管周象牙質部分に二次象牙質の形成も加わって，通常では，正常な免疫反応により2，3週間くらいで症状は治まるとされる．

　しかし，スミヤー層をはじめとした象牙質表面を覆っている物質は非常に剝がれやすく，ブラッシング等の機械的な刺激により除去されてしまうと，象牙細管が開口し，外来刺激が歯髄まで容易に伝達されてしまう．

　これらのことを鑑みたセルフケアは，まず誘発因子のコントロールを目的として，食生活やブラッシング方法の確認など，生活習慣に目を向けた保健指導を行い，その症状に合ったケアを選択する必要がある．

2）要因

　エナメル質を喪失し象牙質を露出させる（象牙質知覚過敏発症）要因と概要を表にまとめてみた（表5-2）．

3）対策

　知覚過敏を発症させる要因が特定できたら，その因子を極力排除させることが重要である．たとえば，オーバーブラッシングが要因なら，保健指導の場で改めてブラッシング圧や歯磨剤の量，ツールなどの確認を行い，歯科衛生士として，最善の処置を行うことが重要である．

　欧米などでは，最優先する処置として知覚過敏専用の歯磨剤を処方している．「象牙質知覚過敏症」に効果があると科学的に証明されているもの

表 5-2　象牙質知覚過敏の発症要因

	要因	概要
1	ブラッシングによる摩耗	歯磨剤を用いたオーバーブラッシングによる摩耗は，一般的に利き腕の反対側に見られる
2	咬合性外傷による傷害（アブフラクション）	解剖学的にたわみやすい部分（歯頸部）が咬合外傷を受けやすい．感受性が強く歯髄にまで進行する場合がある．
3	酸による傷害	過食症などによる胃酸の逆流（内因性によるもの），飲食（外因性によるもの）に関連している
4	飲食による傷害	pH 値の低い食品が関連している（ソフトドリンク，柑橘系の食品など）
5	薬剤の影響	・薬剤の長期使用による口腔乾燥症 ・唾液の減少は酸蝕症の増加につながる

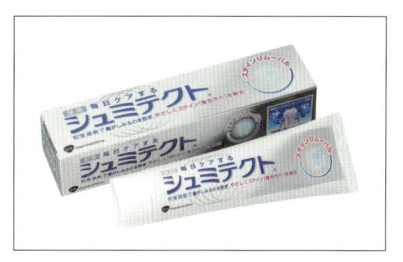

図 5-2　代表的な知覚過敏専用の歯磨剤（シュミテクト® ステインリムーバル：グラクソ・スミスクライン）

は，フッ化物と硝酸カリウムである．海外では高濃度（1,500ppmF 程度）のフッ化物が市販品にも使用できるので，効果が期待できる．

①知覚過敏専用の歯磨剤

　硝酸カリウムの効果は，カリウムがカリウムイオンとなって歯髄神経周辺にバリアを形成するといわれており，この働きによって歯髄で神経伝達をブロックし，知覚過敏によって起こる症状を緩和することである．カリウムイオンは，歯髄内の知覚神経末端に直接影響を及ぼすとも考えられている（図 5-2）．

②フッ化物

　フッ化物は，象牙質知覚過敏鈍麻剤として製品化されているものもあり，高濃度（22,600 ppmF）で劇薬・指定医薬品であるため専門管理下での使用となる．

　一方，わが国では市販の歯磨剤の約 80％にフッ化物が配合されている．濃度は現在，1,000ppmF 未満が認可されており，フッ化ナトリウム，フッ化第一スズ，モノフルオロリン酸ナトリウムの 3 種がある．

② プロフェッショナルケア編

　知覚過敏症状を訴える部位に開口した象牙細管の直径は，正常な象牙細管よりも大きくなっているため，専用の歯磨剤などを用いても効果が期待できなかった場合，また既に象牙細管から侵入した細菌や毒素，刺激物の侵入や知覚神経線維の興奮により，歯髄にも炎症が生じてしまった場合は，感受性の亢進が持続する．暫く様子をみても症状が治まらない時が，セルフケアの限界といえるのではないだろうか．

1）生体侵襲の少ないプロフェッショナルケア

　生体侵襲の少ない処置方法とは，歯質の切削と使用する材料の刺激を最小限に留め，象牙細管内溶液の移動阻止と過敏化した歯髄を保護することを目的とする．

　具体的には，有効性が証明されている材料を用いて，露出した象牙細管を狭窄，または機械的，あるいは化学的に被覆する．露出象牙質表面に材料を塗布する際には，患部の清拭，水洗，乾燥な

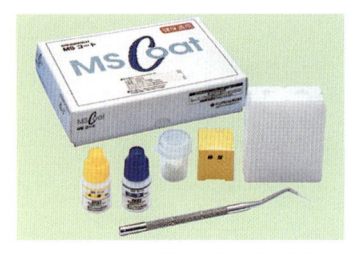

図5-3 象牙質知覚過敏抑制材（MSコート：サンメディカル）

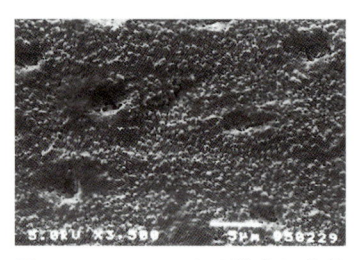

図5-5 MSコートの塗布により象牙質表面が塞がれる（3,500倍）

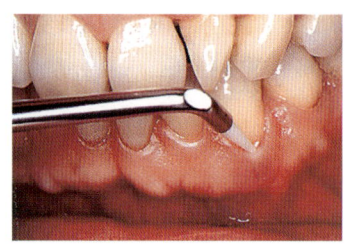

図5-7 歯肉縁下など綿球で塗布しづらい部分には，付属のフェルトチップを用いると便利である

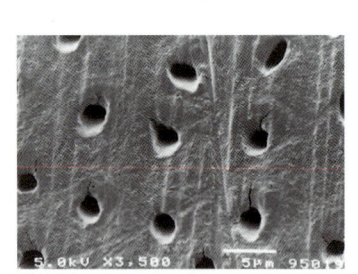

図5-4 象牙質表面の開口した象牙細管（3,500倍）

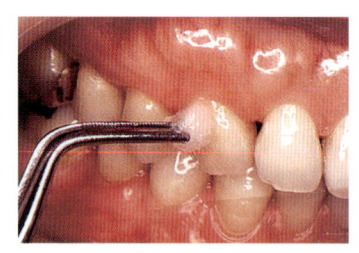

図5-6 A液，B液を混和し，綿球を用いて擦りながら30秒以上塗布するのが効果的である

どの前処理が必要となるが，これらの処置がかえって強い刺激となり，象牙質知覚過敏症を悪化させる場合もある．

以下に象牙質知覚過敏症に有効であるといわれている材料とその特徴を記載する．

①MSコートの塗布

最も侵襲の少ない材料としてMSコートがあげられる（図5-3）．含まれる2つの成分（A液：MSポリマー，B液：シュウ酸）が象牙細管や象牙壁に存在するカルシウムと反応し象牙細管内に沈殿，もしくは結晶を生成する（図5-4，5）．

象牙質知覚過敏症の予防にはスミヤー層の喪失防止が鍵となることから，MSコートにより生成されたポリマータグが人工的にスミヤー層やスミヤープラグ栓の役割を果たし，症状を解消する．

この材料の特長は，通常の接着性レジンと違って前処置（酸によるエッチング処理）を必要としない．他材料では塗布しにくい歯肉縁付近や歯肉縁下，また多数歯の塗布に適している．1回の塗布で症状が消失しない場合は，塗布を繰り返して様子を見る（図5-6，7）．

MSコートは，操作性が良く，かつ歯髄組織への刺激が少ない材料であることから，訪問介護の場でも活用できる製品である．

②接着性レジンのボンディング材の塗布

接着性レジンのボンディング材の塗布が象牙質知覚過敏症に効果があるのは，単に象牙細管の表面を被覆するからではない．接着性レジンのモノマー成分が象牙質に浸透，拡散し，象牙質構成成分（コラーゲン，ハイドロキシアパタイト）と絡み合い，新たな層（樹脂含浸象牙質）を生成する．一旦，樹脂含浸象牙質が生成されると，酸にも脱灰されず，

有機質分解試薬にも分解されないので，再発性う蝕を予防するといわれている[3]．通常，接着性レジンは，コンポジットレジン充塡の際にボンディング材として用いられるが，実質欠損のわずかな歯頸部の露出象牙質などには，薄膜のボンディング材だけを塗布するのが有効である．象牙細管封鎖性と効果の持続性においては，前述のMSコートよりも優れているが，前処理（酸処理，水洗，乾燥）を必要とする点で，かえって知覚過敏を悪化させる恐れがある．

しかし，セルフエッチングプライマータイプの接着性レジンは前処理を必要としないことから，知覚過敏には有利である．また，新たに開発された歯科用シーリング・コーティング材（ハイブリッドコート：サンメディカル）（図5-8）は人工エナメル質の生成と強固な皮膜形成でさらに有効な手段である．

③コンポジットレジン充塡

前述のMSコートや接着性レジンを用いて処置を施したが，一向に症状が解消しない，あるいは効果が持続せず再発した，欠損部が大きい，審美面を回復したい，プラークコントロールが困難であるなどの場合，コンポジットレジンを充塡することになる．

これにより，患者のQOLの向上がはかれることになる．

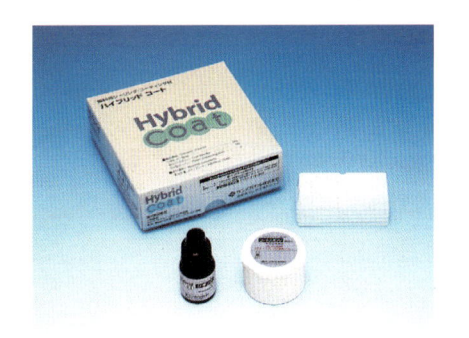

図5-8 歯科用シーリング・コーティング材（ハイブリッドコート：サンメディカル）

しかし，対処する側の知識が古いままであれば，旧態依然の対処しかできない．まずは適切なセルフケアを身につけてもらうことはいうまでもないが，速やかに生体侵襲の少ないプロフェッショナルケアで患者のQOLの低下を防止，あるいは向上することを願う．それには「接着性レジン」の使用が必至である．

接着性レジンに関して，わが国は世界をリードしている．これを利用しない手はないのである．

是非，正しい情報と操作方法を身につけて頂き，明日からの臨床にお役立て頂ければ幸いである．

（深川優子，安田　登）

4 おわりに

象牙質知覚過敏症は実に奥の深い疾患であり，すべてをここでは書ききれない．それは，発症要因が生活習慣であったり，われわれが施す歯科治療であったりと多岐に渡るからであり，今後，ますますの増加が見込まれる．

文　献

1) Brännström M A：hydrodynamic mechanism in the transmission of pain-produced stimuli through the dentine. In：Anderson D J（ed），*Sensory mechanisms in dentine*, 73-79, Pergamon Press, 1963.
2) 深川優子，安田　登：チームで取り組む象牙質知覚過敏症〜しみる！痛い！にどう対応？〜，39，クインテッセンス出版，東京，2006.
3) 中林宣男，安田　登：超接着—人工エナメル質をめざして—，The Quintessence 14（1）：42-46, 1995.

5章　その他

2　シーラントによるう蝕予防

1　う蝕予防とシーラント

　歯には形態的な問題からう蝕になりやすい部位がある．特に臼歯や上顎切歯の小窩裂溝部は，表層の石灰化度が低いこともあり，形態的に自浄性や清掃性が不良になりやすいことから，う蝕リスクの高い小児では萌出後すぐにう蝕になりやすい（図5-9）．そこで，このような部位を接着性の高い材料で填塞・封鎖して口腔環境から遮断することにより，う蝕発生を予防しようとする方法が予防填塞法であり，用いられる接着性レジンまたは接着性セメントを総称してシーラントという．

2　シーラントの適応

　シーラントは，主として萌出後間もない歯の小窩裂溝部に用いられる．乳臼歯の咬合面の裂溝部や，大臼歯・小臼歯の咬合面裂溝部，下顎大臼歯の頰面溝，上顎大臼歯の舌面溝，上顎切歯の舌面小窩などが適応部位であり，萌出後2〜3年以内が適応時期である．特に，裂溝部のう蝕発生率が最も高い第一大臼歯に積極的に用いられる（図5-10）．
　また最近では，小窩裂溝以外にもう蝕感受性の高い平滑面にシーラント材を応用する方法（コーティング）も開発されている．

3　シーラントの種類と特徴

1　レジン系シーラント

　レジン系シーラントは，低稠度で流動性の高いレジン材を用い，エナメル質の酸処理による接着力に期待するため，基本的にはラバーダム防湿の可能な完全萌出歯に応用する．
　最近では操作時間が調整できる光重合型のシーラントが主流となっている．主な基材としては，Bis-GMA，TEGDMA，UDMAなどが用いられ，市販されている主な製品（メーカー名）としては，ティースメイトF®（クラレメディカル），フルオロシーラント®（松風），コンサイス光重合型ホワイトシーラント®（3M）などがあげられ，いずれもフッ素徐放性を有している．

2　グラスアイオノマー系シーラント

　グラスアイオノマー系シーラントは，レジン系に比べて接着力は劣るが，材料自体に歯質接着性を有しており，酸処理による接着力に依存しなくともすむため，萌出途上でラバーダム装着の困難な症例にも応用できる．ポリアクリル酸（液）とアルミノシリケートガラス（粉）を主材としており，フッ素徐放性を有する．最近では，レジンを添加して光重合型にしたフジⅢLC®（ジーシー）がよく用いられている．

3　コート材（隣接面シーラント）

　コート材は，う蝕感受性の高い乳臼歯や幼若永久歯の隣接面を保護するために開発されたもので，小窩裂溝用のシーラントに比べて硬度が高く，稠度も高くなっており，フッ素徐放性を有する．市販製品としては，クリアシール®F（クラレメ

ディカル）がある．

4　術式

　レジン系シーラントでは，対象歯にラバーダム防湿を施し，注水下でブラシコーンを用いて小窩裂溝の清掃を行う．残留を避けるため研磨剤は使用せず，必要に応じて次亜塩素酸ナトリウムゲル（ADゲル®）などを用いて裂溝内容物を除去する．30～50％のリン酸溶液で歯面を酸処理し，十分な水洗と乾燥を行う．シーラントは裂溝に限局するよう填塞し，光照射により硬化させる．硬化していることを確認し，表面の未重合層を拭ってからラバーダムを除去し，咬合を確認する（図5-11）．

　グラスアイオノマー系シーラントの応用症例では，萌出途上でラバーダムが困難なことが多い（図5-12）．歯面清掃後，簡易防湿下で填塞を行う．光重合型のものはコンディショナーで歯面処理を行い，填塞後光照射を行う．

5　予後管理

　レジン系シーラントでは辺縁部の破折などが生じやすく，グラスアイオノマー系シーラントでは磨耗や脱落が起こりやすい．また萌出途上歯の場合，萌出が進むと新たな裂溝部がでてきたり，咬合関係の変化も生じてくる．シーラント応用後の定期的な診査と対応が重要となる．フッ素徐放性の材料では，シーラントから放出されたフッ素が周辺のエナメル質に取り込まれ，耐酸性を向上させる．

（井上美津子）

参考文献
1）宮崎　隆　他編：臨床理工学，医歯薬出版，東京，2006．

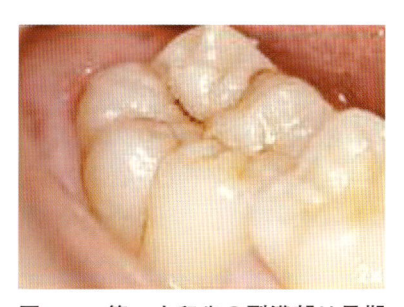

図5-9　第一大臼歯の裂溝部は早期にう蝕に罹患しやすい

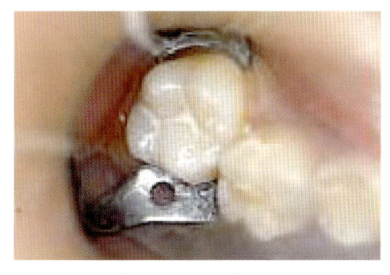

図5-10　萌出途上の第一大臼歯の裂溝部はプラークが付着しやすく，清掃も困難である

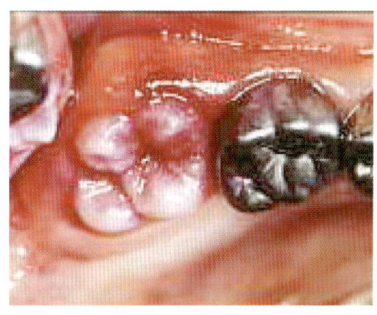

図5-11　レジン系シーラントを填塞したところ．ラバーダム防湿が可能な完全萌出歯に応用している

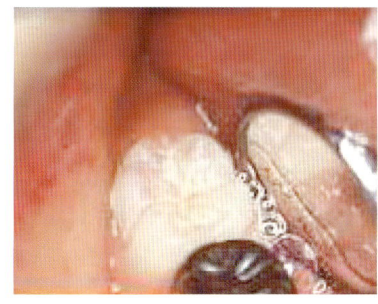

図5-12　グラスアイオノマー系シーラントを填塞したところ．萌出途上でラバーダム装着が困難である

5章　その他

3 ブラケットの接着

1 はじめに

歯面にブラケットを接着する方法は，ブラケットをピンセット等で把持し口腔内で直接位置決めを行い接着するダイレクト・ボンディング・テクニック（直接法）と，事前にトレー等を作製して，それらを介してブラケットの位置決めを間接的に行い接着するインダイレクト・ボンディング・テクニック（間接法）の2種類がある（ここでのダイレクト・ボンディングという用語は，矯正用バンドを用いないで直接歯面にブラケットを接着するという意味のダイレクト・ボンディング・システムのダイレクト・ボンディングとは意味が異なる）．

革新的な矯正用接着剤が開発され，1970年代に矯正治療の臨床で使用が開始されると，ブラケットの接着方法として，直接法と間接法について比較検討が行われた[1]．ブラケットの位置決めの正確さ，操作性や接着に要する時間，接着強さ，ブラケット底面での接着剤の過不足やその影響等が検討された結果，直接法が優れており，現在まで主に用いられている．

ただし，ブラケットを舌側に接着して治療を行う際に直接法では位置決めが極めて困難である（図5-13）ためその解決方法として，あるいは術者の熟練度と関係なくある程度正確な位置決めができる方法として，間接法も見直されるようになり，改良が加えられ用いられている．

ブラケットの接着の際に技工操作が必要となるのは，主に間接法を用いる場合である．

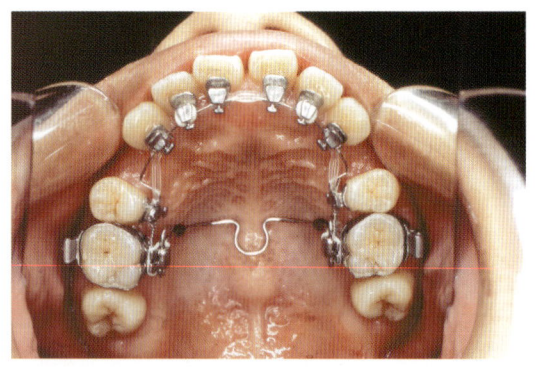

図5-13　ブラケットを舌側に装着した矯正治療方法
舌側に直接法でブラケットを正確に接着することは極めて困難であり，間接法が多く用いられる

2 トレーの材質

模型上の所定の位置にブラケットを仮着して，ポリカーボネイト（PC）シートやエチレン-酢酸ビニル共重合体（EVA）シート等を吸引形成して（トランスファー）トレーを作製することが多い．トレーをシリコーン印象材単独で作製することや，シリコーン印象材とPCシートやEVAシート等の二重構造で作製することもある．また，即重レジンとワイヤーで作製することもある．

3 一度に接着する歯数

上顎あるいは下顎の歯に対して，ブラケットを一括して位置決めして接着するタイプのトレー（図5-14）や，数歯ごとに分割したタイプのトレー（図5-15），個歯タイプのトレー（図5-16）等の種類がある．個歯タイプは，ブラケットが脱落や破損し再度接着する際に，再使用することができる．

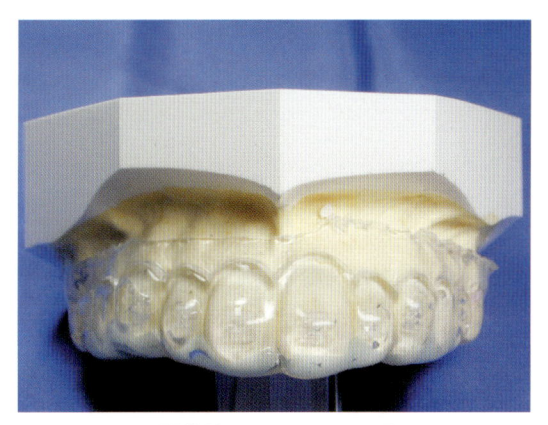

図5-14 間接法で用いられる上顎のトレー
ブラケットを一括して位置決め，接着するタイプ．
唇側に接着する際に用いられることもある

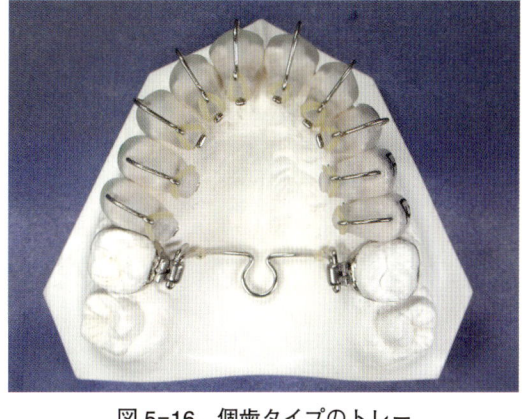

図5-16 個歯タイプのトレー
即重レジンとワイヤーで作製されたもの

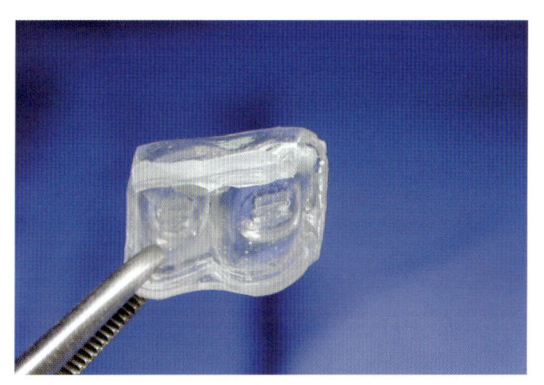

図5-15 数歯ごとに分割したタイプのトレーシリコーンで作製されたもの

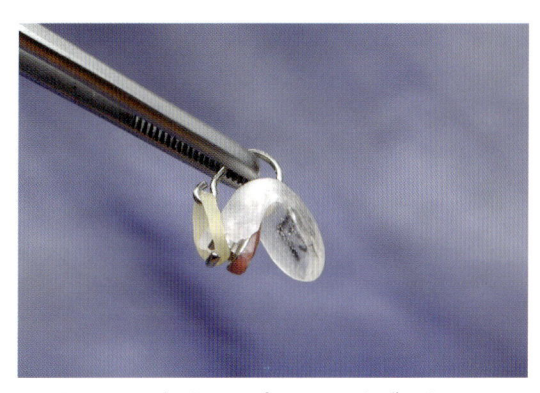

図5-17 個歯タイプのトレーとブラケット
歯面に適合するようにブラケット底面にレジンを築盛してある（技工物の写真はデンタルファーム（株）による）

4 ブラケット底面の歯面への適合性

　間接法の問題点として，接着剤の過不足が起こりやすいことが指摘されている．接着剤の不足は，接着強さの低下やアンダーカット部のプラーク付着の原因となる．過剰な接着剤は，ブラケット周囲へのはみ出しとなり，プラーク等の付着や結紮の障害となる．トレーに余剰接着剤の通路を作製することや，余剰接着剤を硬化後除去することにより対処する必要がある．

　接着剤の過不足の大きな原因の一つは，歯面とブラケット底面の適合状態が均一ではないことであり，特に舌側で著しい．その解決方法として，あらかじめ歯面に適合するようにブラケット底面にレジンを築盛しておくことがある（図5-17）．この方法は，正確な位置決めのためにも有効である．

（堀田邦孝）

文　献

1) Zachrisson, Brobakken：Clinical comparison of direct vs. indirect bonding with different bracket types and adhesives, Am J Orthod, 74（1）：62-78, 1978.

5章　その他

4　動揺歯の固定

1　はじめに

　歯と歯槽骨との間には弾性のある歯根膜が存在する．したがって健康な歯周組織であっても力をかければ多少なりとも歯は動く（生理的動揺という）．しかし生理的動揺が認められても固定などの処置は必要ないが，動揺が病的なものであれば何らかの固定を必要とする．「病的動揺」とは歯周疾患や咬合性外傷，転倒や事故などによる打撲や脱臼，そして根尖由来の病変などに起因するものをいう．
　ここでは，病的動揺や自家歯牙移植・再植処置における，接着技法を用いた固定処置を中心に述べる．

2　咬合性外傷・歯周疾患による動揺

　咬合性外傷とは，早期接触や過高な補綴物・修復物，ブラキシズムなどによる過剰な咬合力によって，付着器官（歯槽骨，歯根膜，セメント質）に加わる外傷である．したがって，特に歯槽骨頂のレベルが正常である場合には，まず正常な咬合力になるよう原因の除去を試みるべきであり，一般に固定の必要はない．
　ところが，ひとたび骨頂のレベルが低下してしまうと，正常な咬合力でも動揺が発現するため，固定が必要となる．
　図 5-18 は重度の歯周疾患に罹患した症例である．下顎前歯部は歯槽骨吸収が進行しており，すべての歯に動揺が認められたため，4-META/

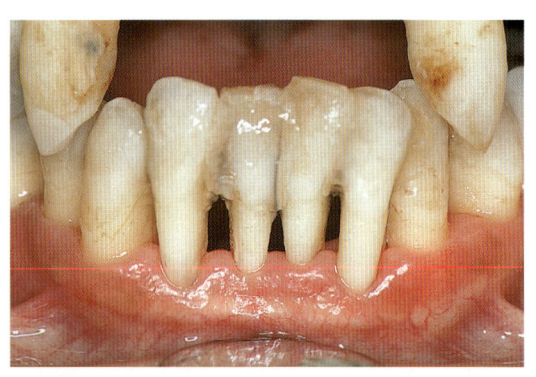

（東京歯科大学歯周病学講座　水野剛志先生のご好意による）

図 5-18　歯周疾患由来の動揺歯に対するスーパーボンド C＆B での暫間固定

MMA-TBB レジン（スーパーボンド C＆B，サンメディカル）により暫間固定を試みた例である．歯周治療に先立ち，あらかじめ動揺歯が固定されると，治療操作が容易になり，予期せぬ歯の移動を防止することができる．そのため比較的スムーズな歯周治療を行うことが可能となる．また，動揺のある多数歯が固定されることで咬合力が分散されるメリットもある．従来は歯を結紮したワイヤーや舌面板，帯状の金属メッシュなどを接着性レジンで固定する方法も多く使用されていたが，近年ではファイバーグラスやポリエチレン繊維の固定用リボン（図 5-19）も開発され，より簡便で審美的な固定処置を行うことができる[1]．
　適切な歯周治療が施され，歯周組織の炎症が軽減したとしても，歯槽骨の吸収が著しい場合には動揺が残存する場合もある．
　図 5-20 は，重度の歯周疾患によりすでに骨吸

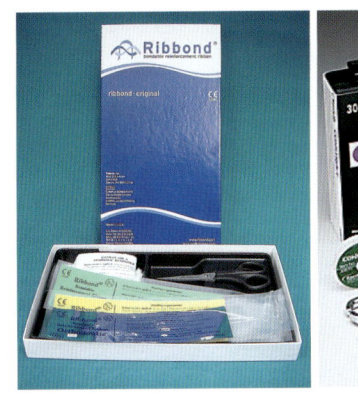

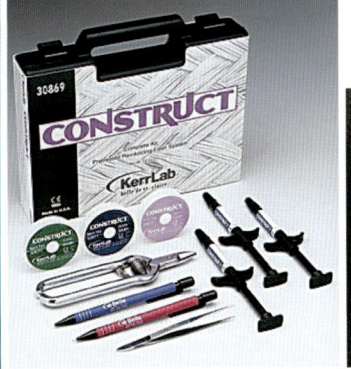

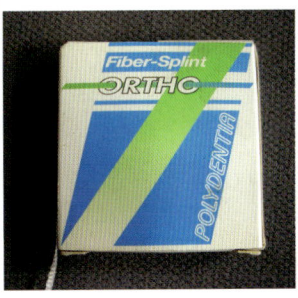

図5-19 各種固定用リボン
左から，リボンド（モリムラ），コンストラクト（Kerr），ファイバースプリント（マート・リーダー）

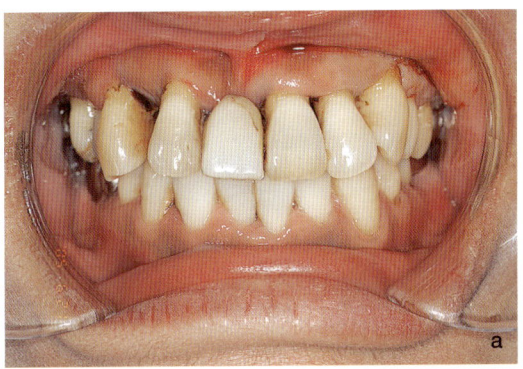

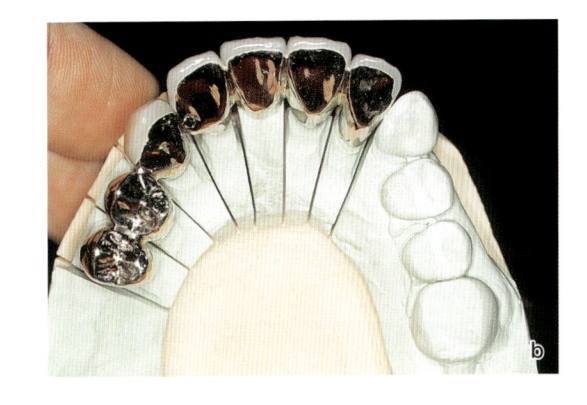

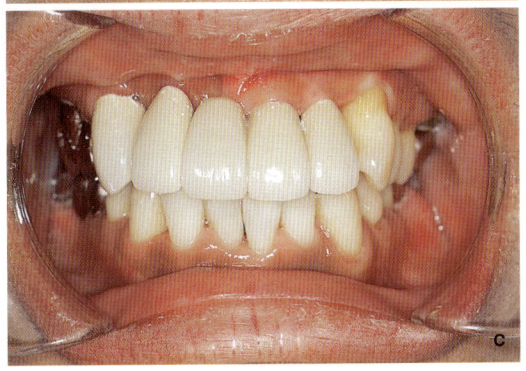

図5-20 歯周外科処置後も残存する歯の動揺に対して，補綴物による永久固定を施した例
a：初診時　b：作製した連結冠．歯周外科による長い歯冠と連結範囲の広さから，支台歯の平行性が得られず，3 2|間はやむなく Key & Keyway による連結を行った
c：装着直後

収が進行していたため，歯周治療終了後に歯の連結を必要とした症例である．このような場合には，さらなる骨吸収を防ぐ意味でも，健全な歯を削除し，歯冠補綴により連結固定せざるを得ない．

3　打撲・脱臼による動揺

　打撲などにより歯が脱臼あるいは亜脱臼した場合には，すみやかに定位置に戻したうえで，接着材料などを用いて隣在歯と接着・固定し，安静をはかる．長期的に良好な状態を得るためには，歯

4　動揺歯の固定　**123**

根膜の生存と確実な固定が最も重要となるため，咬合力などを回避するための咬合調整を必要とする場合が多い．

4 歯の自家移植・再植時の固定

歯の自家移植や歯の意図的再植，外科的挺出を行った場合，一般的には縫合糸による固定を行う（図 5-21）．しかし，縫合のみでは十分な安定が得られない場合や，経時的に縫合糸が緩むことが予想される場合には，接着性レジンによる隣在歯との固定を併用する[2]．

5 まとめ

接着技術を応用した動揺歯の固定は，歯周組織間に正常な付着が得られるまでの補助的な処置にすぎない．最近は接着材料が進歩し，非常に高い接着性能を有しているために，固定処置のみで患者が満足してしまうこともある．処置後には動揺の原因を患者に正しく理解させ，原因の除去療法を行うことを忘れてはならない．

文　献
1) 猪越重久：接着性補強繊維 Ribbond（リボンド）を使用した接着ブリッジ，接着歯学 16：34-38，1998．
2) 月星光博：自家歯牙移植，クインテッセンス出版，東京，1999．

（亀山敦史，平井義人）

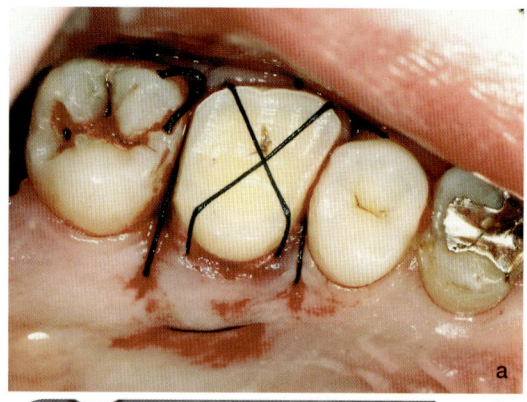

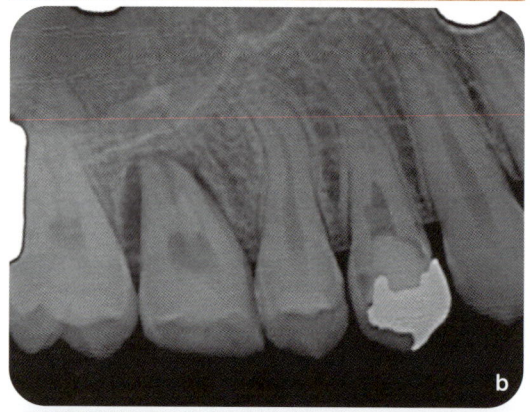

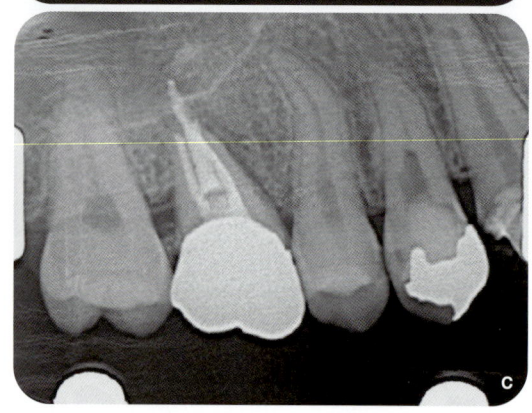

図 5-21　8｜を 6｜に歯を自家移植した症例
a，b：移植直後．移植当日は縫合糸による固定のみ行ったが，術後の確実な固定を得るため，翌日にスーパーボンドＣ＆Ｂで両隣在歯と固定した
c：1 年経過後．移植歯周囲のエックス線透過像は範囲が縮小している

和文索引

〈あ〉
アートグラス　14
アルミナ　9
アルミナサンドブラスト　71
アルミナサンドブラスト処理　66
アルミナシリケートガラス　6
アルミナスポーセレンジャケットクラウン　74

〈い〉
イオン架橋　6
インダイレクト・ボンディング・テクニック（間接法）　120
インフォームドコンセント　84

〈う〉
ウェットボンディング　26
ウェットボンディング・システム　34
う蝕反応象牙質　51

〈え〉
エアーバリアー　44
エステニア C & B　14
エッチング　7, 26, 91
エッチング処理　38
エナメル・レジンタグ　28

〈お〉
オール　イン　ワン　26
オールセラミッククラウン・ブリッジ　73, 74
オペーカスデンティン　44
オペーク　71, 88

〈か〉
カメレオン効果　87
カリエスリスク　24
カルボン酸系モノマー　38
ガイドグルーブ　84
化学結合　2

化学重合型　6
化学的維持　66
化学的エッチング法　84
化学的接着　104
加水分解　85
加熱加圧成形法　75
加熱重合硬化　44
加熱処理法　10
架橋構造体　101
窩壁密着適合性　51
界面破壊　4
外部ステイン　45
活性ラジカル　6
完全萌出歯　118
間接覆髄　52
間接メタルコア　56
嵌合効力　28
簡易防湿　92, 93

〈き〉
キャスタブルセラミッククラウン　75
ギャップ　41
貴金属　107
貴金属合金　107
機械加工システム　77
機械的維持　66, 111
機械的維持装置　10
機械的維持法　84
機械的嵌合力　2
機械的保持力　21
機能性（接着性）モノマー　87
義歯用レジン　12
凝集破壊　4
金銀パラジウム合金　70
金属接着性機能モノマー　105
金属接着性プライマー　66, 67, 92
金属箔マトリックス法　73
金属用プライマー　17

〈く，け〉
クエン酸　7

クラウン（セラミックス）内面処理　81
グラスアイオノマーセメント　6
グラスファイバー　94
グラディア　14
グラディアフォルテ　14

外科的挺出　124

〈こ〉
コア部　57
コンディショニング　7
コントラクションギャップ　41, 86
コンポジットレジン　11, 26
コンポジットレジンインレー　41
ゴム質系接着材　7
固定性補綴装置　65
固定用リボン　122
口腔内試適　86
抗菌性　50
咬合性外傷　122
咬合調整　88, 124
高速軽圧注水切削　51
高光強度技工用光照射器　72
高密度フィラー配合ハイブリッド型コンポジットレジン　90
硬化熱処理　70
硬質レジン歯　101
硬質レジン前装冠　70
合着　65
混合破壊　4

〈さ〉
サンドブラスト　84
サンドブラスト処理　91
サンドブラスト法　9
酸化ジルコニウムセラミックス　81
酸性モノマー　8
残存壁数　58

〈し〉

シーラント　118
シランカップリング剤　15,85
シランカップリング処理　45,92,95
シランカップリング処理法　8,81
シラン処理　102,103,110
シリカフィラー　11
シロキサン結合　85
シロキサン・ネットワーク　85
シンフォニー　14
ジャケットクラウン　13
支台歯の表面処理　81
支台築造　1,54,57
支台築造用コンポジットレジン　58
仕上げ研磨　89
歯科用CAD/CAMシステム　76
歯科用金属　8
歯科用シーリング・コーティング材　117
歯冠色補綴物　13
歯冠用硬質レジン　11,111
歯質　26
歯質の改質　27
歯髄保護　51
歯肉溝浸出液　83
試適用ペースト　87
色調選択　84
射出成形法　75
樹脂含浸層　2,28,34
樹脂含浸象牙質　116
修理　110
重合　27
重合基　4
重合収縮　72
小窩裂溝封鎖　1
情報提供　44
信頼関係　112
浸透　27
審美修復　26
審美性　71

〈す〉

スーパーボンド　112
スズ電析　105
スズ電析法　10
スチームクリーナー　90
スポット覆髄　53
スミヤー　26
スミヤー層　33,116
スミヤープラグ　34
スミヤープラグ栓　116
スライスカット　42
スルフィン酸塩　88
水素結合　2
髄腔保持型　58,59
3DS　25
3ステップ　26

〈せ〉

セメントの摩耗　46
セラマージュ　14
セラミックス　8
セラミックス用プライマー　17
セラミック電気メッキ　77
セラミックプライマー®　91
セルフエッチング　26
セルフエッチングプライマー　27,92
セルフエッチングプライマー・システム　34
セルフエッチングプライミング・ボンディング・システム　35
セルフケア　114
セロマー　13
正中離開　83
切削　84
接触角　3
接着　65,120
接着機構　2
接着技法　1
接着剤の過不足　121
接着歯学　1
接着処理　68,104
接着性基　4
接着性修復物　25
接着性セメント　118
接着性プライマー　68,107
接着性モノマー　4
接着性レジン　118
接着性レジンセメント　83
接着性レジンモノマー　33
接着前処理　25
接着阻害因子　83,90,91,103,106,110
接着促進モノマー　28
接着強さ　38,83
接着ブリッジ　69
接着マイナス因子　86
接着メカニズム　26
剪断接着強さ　4
線状構造体　101
前処理　26

〈そ〉

ソルベントクラック　108
塑性変形　88
装着　65
象牙細管における生体防御反応　52
象牙細管レベルの露髄　51
象牙質　51
象牙質知覚過敏症　113

〈た〉

タルギス　14
ダイレクト・ボンディング・テクニック（直接法）　120
多官能性メタクリレート　11
体部破折　46
耐火模型高強度セラミックスコア法　75
耐火模型直接焼成法　74
脱灰　27
脱灰象牙質　27

〈ち，つ〉

築造窩洞　55
着色歯　83
中間重合器　72
鋳造成形法　75
超音波洗浄　86
超硬質レジン　13
直接覆髄　52
直接レジンコア　54

2ステップ　26

〈て〉

テーパー　67
デュアルキュア　15,86
デュアルキュア型　6

〈と〉

トライ―インペースト　15
（トランスファー）トレー　120
トリボケミカル処理法　81
陶材　8
陶材焼付鋳造冠　69
陶歯　101
動水力学説　113

〈な，に，ぬ〉

倣い加工　77
倣い加工法　82

ニューセラミックス　8
二次う蝕　46,48

ぬれ　3,105

〈は〉

ハイブリッドコート　117
ハイブリッドセラミックス　13
ハイブリッド層　23
パールエステ®　14
パッチ修復　48
破損　110
歯の意図的再植　124
歯の自家移植　124
剝離接着強さ　4

〈ひ〉

ピンホール　68
非貴金属合金　107
非貴金属両者　107
被着体　2
被着体破壊　4
光強度　72
光重合型ボンディング材　86
光重合併用型　7
光触媒（カンファーキノン）　88
引張り接着強さ　4

病的動揺　122

〈ふ〉

ファイバーコア　92,95
ファイバーブリッジ　94,95,96
ファイバーポスト　56,59,63
ファンデルワールス力　2
フェイルセーフ　51
フッ化水素酸　84
フッ酸処理法　8
フッ素徐放機能　7
フッ素徐放性　118
ブラケット　120
ブロットドライ　34
プライマー　4,33
プライマー処理　46,103
プライミング　7,26
プロフェッショナルケア　114
付加重合反応　6
覆髄　52
噴射圧　69
分子間結合　2

〈へ〉

ベース　52
ベースレジン　33
ベルグラス NG　14
辺縁の着色　46
辺縁破折　46
辺縁微小漏洩　51
辺縁漏洩　90

〈ほ〉

ホームブリーチング用トレー　25
ホワイトマージン　41
ボンディング　26
ボンディング材　4,33
ボンディングシステム　26
ボンディング処理　38
ボンディングレジン　26
ポーセレンジャケットクラウン　73
ポーセレンプライマー　95
ポーセレンラミネートベニアクラウン　83
ポスト部　57
ポスト保持型　59

ポリアクリル酸　6
ポリカーボネート　12,102
ポリカーボネート床　108
ポリグラス　13
ポリサルフォン　12,102,108
ポリメタクリル酸メチル　12
補修修復　48
萌出途上　118

〈ま，み，む〉

マイクロサンドブラスト処理　25
マスキング　67
マレイン酸　7

ミニマルインターベンション　20,48

無髄歯　54

〈め〉

メタクリル基　85
メタルクラウン　68
メタル築造　57,59
メタル築造体　57,64
メタルプライマー　9
メタルフリー　13
メタルフリー修復　73
メタルフレームの表面処理　104

〈ゆ，よ〉

有格組織　6
有機溶媒　12

予防拡大　20
予防填塞法　118

〈ら，り〉

ライニング　52

リテーナー　70
リテンションビーズ　10
リン酸　7,33
リン酸エステル系モノマー　38
リン酸処理　95
裏層　52

粒径　69

〈れ〉

レジン系装着材料　15
レジンコア　92
レジンコーティング　43,86
レジンコーティング法　41,106

レジンセメント　4,6,70
レジン築造　57,59
レジン築造体　62,63
レジンの填入，注入　104
連結固定　123

〈ろ，わ〉

露髄　52

ワンステップ　26
ワンステップ・システム　35
矮小歯　83

欧文索引

〈B〉

Black の原則　20
BPO/アミン系　87
Buonocore　22

〈C，E，F〉

CAD/CAM 法　82

EDTA　7

Foundation restoration　57

〈H〉

HC クラウン　90
HEMA　33

〈M〉

MI　20,21

Minimal Intervention　26,67
MS コート　116

〈P，Q〉

PMMA 系レジン歯　101

QOL の向上　117

執筆者一覧

【編集・執筆】

安田　　登（東京クリニック丸の内オアゾmc　歯科）
井野　　智（神奈川歯科大学顎口腔機能修復科学講座歯科補綴学分野）
友田　浩三（東北大学歯学部附属歯科技工士学校）
二階堂　徹（東京医科歯科大学大学院医歯学総合研究科う蝕制御学分野）
深川　優子（第一生命保険相互会社日比谷診療所）
三浦　宏之（東京医科歯科大学大学院医歯学総合研究科摂食機能保存学分野）
宮崎　真至（日本大学歯学部保存学教室修復学講座）

【執筆】

井上美津子（昭和大学歯学部小児成育歯科学教室）
今里　　聡（大阪大学大学院歯学研究科口腔分子感染制御学講座（歯科保存学教室））
亀山　敦史（東京歯科大学保存修復学講座）
小松　正志（東北大学大学院歯学研究科口腔修復学講座歯科保存学分野）
佐野　英彦（北海道大学大学院歯学研究科歯科保存学教室）
下江　宰司（広島大学歯学部口腔保健学科口腔保健工学講座）
鈴木　一臣（岡山大学大学院医歯薬学総合研究科生体材料学分野）
千田　　彰（愛知学院大学歯学部歯科保存学第一講座）
田上　直美（長崎大学医学部・歯学部附属病院専門歯科）
玉本　光弘（広島大学歯学部口腔保健学科口腔保健工学講座）
坪田　有史（鶴見大学歯学部歯科補綴学第Ⅱ講座）
寺中　敏夫（神奈川歯科大学保存修復学分野）
遠山　佳之（遠山歯科医院）
中沖　靖子（北海道大学大学院歯学研究科歯科保存学教室）
永野　清司（長崎大学医学部・歯学部附属病院中央技工室）
二瓶智太郎（神奈川歯科大学保存修復学分野）
原田　宏造（神奈川歯科大学附属歯科技工専門学校）
平井　義人（東京歯科大学保存修復学講座）
福島　俊士（鶴見大学歯学部歯科補綴学第Ⅱ講座）
冨士谷盛興（広島大学大学院医歯薬学総合研究科顎口腔頸部医科学講座）
古地　美佳（日本大学歯学部歯科補綴学教室Ⅲ講座）
北條　　了（神奈川歯科大学顎口腔機能修復科学講座歯科補綴学分野）
堀田　邦孝（池下矯正歯科）
舞田　健夫（北海道医療大学個体差医療科学センター）
松村　英雄（日本大学歯学部歯科補綴学教室Ⅲ講座）
吉山　昌宏（岡山大学大学院医歯薬学総合研究科歯科保存修復学分野）

（五十音順，敬称略）

あとがき

　歯科医療は，主に細菌が直接的，あるいは間接的に関与して起こる疾病の部分と，その後遺症として残る歯質の欠損，歯の欠損，それに伴う咀嚼障害，発音障害，審美障害などの障害部分とに分かれる．歯科医療は生活の医療と呼ばれるように，患者選択性の高い障害部分の比率が大きいことが特徴的である．「接着」は疾病部分に対しても，また障害を処置するのにも極めて効果的であると考えられている．

　接着歯学会では，「接着歯学」に対する一層の理解と普及を図るため，2002年に歯科医師を対象とした教科書「接着歯学」を刊行し，大学における学生教育への浸透と共に，臨床家には新しい術式について紹介した．その結果，多くの方々から高い評価を得たが，接着歯学のさらなる普及を目指すには，コデンタルスタッフである歯科技工士，歯科衛生士を対象とした接着歯学の教科書の刊行が必要との声が上がった．

　「接着ここが知りたい」は以上の経緯によって企画された．当初の発刊予定から時期的には若干遅れたが，無事刊行できたことを関係各位に感謝申し上げる次第である．著者をはじめ，下記の編集委員の先生方には，企画の段階から数々の意見，並びに執筆に多大な尽力を頂いた．特に査読，編集の労を，昼夜をいとわずご協力頂いた東京医科歯科大学の二階堂徹先生，神奈川歯科大学の井野智先生，ならびに（財）口腔保健協会には衷心より感謝する次第である．

　本書により，多くの歯科技工士の方々が接着歯学への正しい理解と，確実な接着歯科臨床を達成して下されば，編集委員との一人として望外の幸せである．

「接着　ここが知りたい」編集委員会
委員長　安田　登
編集委員　井野　智
　　　　　友田浩三
　　　　　二階堂徹
　　　　　深川優子
　　　　　三浦宏之
　　　　　宮崎真至

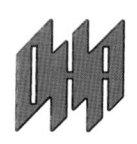

接着　ここが知りたい─歯科技工士編─
2008年2月12日発行

Ⓒ編集　日　本　接　着　歯　学　会
発行　財団法人口腔保健協会
〒170-0003　東京都豊島区駒込 1-43-9
振替 00130-6-9297　Tel 03-3947-8301㈹
Fax 03-3947-8073
http://www.kokuhoken.or.jp/

乱丁・落丁の際はお取り替えいたします．　　　　印刷／三報社印刷・製本／愛千製本
ⒸJapan Society for Adhesive Dentistry, 2008. Printed in Japan〔検印廃止〕
ISBN978-4-89605-236-7　C3047

本書の内容を無断で複写すると，著作権・出版権
の侵害となることがありますのでご注意下さい．